肠胃病怎么吃

段翠翠　编著

天津出版传媒集团

天津科学技术出版社

图书在版编目（CIP）数据

肠胃病怎么吃 / 段翠翠编著 . -- 天津：天津科学
技术出版社，2013.1（2021.9 重印）

ISBN 978-7-5308-7623-7

Ⅰ．①肠… Ⅱ．①段… Ⅲ．①胃肠病—食物疗法

Ⅳ．① R247.1

中国版本图书馆 CIP 数据核字（2012）第 299334 号

肠胃病怎么吃

CHANGWEIBING ZENME CHI

策 划 人：杨 譞
责任编辑：梁 旭
责任印制：兰 毅

出　　版：天津出版传媒集团
　　　　　天津科学技术出版社
地　　址：天津市西康路 35 号
邮　　编：300051
电　　话：（022）23332490
网　　址：www.tjkjcbs.com.cn
发　　行：新华书店经销
印　　刷：北京一鑫印务有限责任公司

开本 720×1020　1/16　印张 16　字数 280 000
2021 年 9 月第 1 版第 3 次印刷
定价：45.00 元

前 言

Foreword

　　过大的工作压力、快节奏的现代生活，让人们的饮食越来越匆忙，结果很多人深受肠胃病之害。近年来，腹痛、下痢、便秘等肠胃不适的发病人群越来越多，肠胃病已成为对人们伤害极大的一种"现代文明病"，并成为慢性病之首。

　　吃饭是人一生中最重要的事情之一，而肠胃病是一种由"吃"得来也需要由"吃"来治疗的疾病。为什么这么说呢？人们每天都要吃饭，饮食结构不科学以及饮食习惯不规律，肠胃病便由此引发。那么应该如何治疗呢？常言说是药三分毒，尽量少用；食疗有奇效，不妨多试。肠胃病为慢性病，一般需要很长时间去调养才会彻底康复，而调养的主要方式就是饮食。简单来讲，战胜肠胃病，从吃对食物开始！

　　那么应该吃什么来预防肠胃病，得了肠胃病又要吃什么，如何吃呢？空腹喝碳酸饮料对肠胃有什么影响？容易诱发胃癌的食物有哪些？牛奶对肠胃有什么影响？呵护肠胃的食物都有什么？慢性胃炎应该如何进行饮食调养？肠胃病有哪些心理调养术？《肠胃病怎么吃》将饮食方面的常见问题一一列举，并为您做出科学解答。

　　这是一部指导肠胃病患者如何进行食疗的营养指南，是肠胃病护理专家根据自身多年的肠胃病研究和护理经验，根据患者的需求，从食疗的各个方面对患者进行具体帮助的指导书。本书首先系统地介绍了肠胃病的类型、成因、症状、控制方法等，让人们充分地认识肠胃病、了解自身的病情；然后，针对经常困扰患者的一些常见食疗问题予以解答，对一些错误的饮食观念予以澄清，让患者在正确观念的指导下健康饮食；最后，介绍了一些生活中随处可见的食材，患者可在烹饪时有意识地去挑选这些有益肠胃病控制的食材，并指导广大患者利用有益护养肠胃的食材做出既营养又美味的菜肴，从而吃出健康。

　　希望本书能成为您家居调养的私人医生和贴心护士，精心呵护您和家人的健康。当然，也希望广大患者在阅读的过程中，能提出宝贵的意见，并祝愿广大患者早日康复！

目 录
CONTENTS

第3章 20个关于肠胃病食疗的问题

第4章 防治肠胃病的2大食疗技巧

第6章 45道为肠胃病患者特制
的美味佳肴

第7章 8类常见肠胃病的对症食谱

第8章 保养肠胃的3大居家疗法

第 **1** 章

认识肠胃病的3大关键词

大量的人苦于肠胃病的困扰，吃饭肠胃疼，不吃饭肠胃还疼，有时候身体这里不舒服，那里不舒服，是不是都是由于肠胃的关系呢？对于肠胃病，你了解多少？

关键词1：症状

现代人生活节奏快，工作压力大，经常三餐不定，许多人都有或轻或重的肠胃不适症状。引起这些不适症状的原因主要是生活作息时间不正常，吃东西吃得太快，饮食不卫生，吃得太油腻，吃太多药物，生理年龄老化，饮水量太少或纤维素食物进食太少，压力过大等。

⊙烧心

烧心是指胸骨后、心窝处的烧灼感或发热感，同时伴有反酸的症状，多见于反流性食管炎，亦可见于幽门不全梗阻、消化性溃疡等疾病。

（1）产生原因

烧心是消化系统最常见的不适症状之一，对于多数人来说，产生的原因是由于进食过快或过多，但是，有些人即使非常注意饮食也会经常发生烧心症状，还有一些人在进食某些特定的食物后（如酒、辣椒等）会发生烧心现象。这是因为某些食物可以使你的食管下段括约肌松弛或胃酸分泌增多，进食了这样的食物，就会引起烧心。

对多数人尤其是年轻人来说，烧心的症状虽然可以很严重，但是常常是一次性的，很少反复发作。但对于很多老年人来说，由于消化系统功能的减退，即使他们非常小心，烧心这种症状也会常常伴随着他们。天气变冷，饭菜稍凉，进食不易消化的食物等，都能引起他们烧心的症状。

有资料显示，44%的成年人每月至少有一次烧心，经常烧心的人患食道腺癌的概率比一般人高出近8倍。所以一旦你经常烧心，就应引起警惕，及时就医。

（2）应对措施

烧心虽然不像心脏病那样会威胁到你的生命，但是当你吃完晚饭，想舒舒服服地斜卧在沙发上看看自己喜欢的电视节目时，上腹部那烧灼的感觉和那一股股往上涌的酸水，使你不得不挺直着身子端坐起来，这样，即使面对再有趣的电视节目，相信你也会觉得索然无味。

要想避免烧心，首先要注意日常饮食，吃东西不要太快，还要尽量少吃或不吃某些特定食物，如茶、咖啡、油炸食品、糖果、辣椒、烈性酒等，这些食物并非都会引起烧心，但它们的刺激性太强，也应当尽量少吃。

其次，在饭后不要立刻卧床或弯腰，也不要做剧烈的运动，最好是进行一次30分钟的轻松散步，既可帮助消化，又可减轻烧心的症状。

在绝大多数情况下，烧心都是因胃内容物向食管反流而导致的一种刺激性症状，所以在发生烧心的时候，可采取头高脚低的体位，使上半身抬高10～20厘米（一般是两个枕头的高度），借助重力的作用，使返回到食道里的胃内容物再回到胃内，这样有助于缓解烧心的症状。要特别注意，烧心时应该把上半身全部垫高，仅垫高头部是无效的。

如果上面的办法对你还不起作用的话，你还可以选用一些抗酸药物，如碳酸钙片、氢氧化铝凝胶等，这些药物可以中和胃酸，很快就能消除烧心的症状。但是，如果长期服用这些药物，又会造成便秘或腹泻。

如果你经常有严重的烧心，或症状严重且持续时间长的话，不要单纯地认为是上了年纪或饮食不当造成的，去接受医生的检查才是你最明智的选择。

⊙胃食管反流

胃食管反流是指胃内容物反流入食管，这是由于胃与食管之间起屏障作用的肌肉功能减弱，食管自身清除功能异常所导致的酸性胃内容物反流入食管而引起的。一般来说，反流发生时常伴有不同程度的烧心、反胃、反酸、打嗝、嗳气、胸部不适或胸疼、咽部不适、咽部及口腔有酸苦或臭味、声音嘶哑等症状，且这些症状在某些体位，如低头或平卧时更容易出现，服用中和胃酸的药物可使症状缓解。反流严重者还会出现吞咽困难、食管出血等症状。

（1）产生原因

下食道括约肌是食管与胃连接部的闸门，其张力的正常在防止胃食管反流中起着重要作用。下食管括约肌张力小，或在没有吞咽时频频自发松弛，使胃酸易于反流入食管，这是引起反流的一种原因。食管位置大部分在胸腔内，其下端通过横膈的空隙进入腹腔与胃连接，横膈的这一空隙称"食管裂孔"，通常紧包着食管下端。当裂孔过松时，部分胃移入胸腔，称为"食管裂孔疝"，此时也易引起食管反流。胃排空减慢或上消化道梗阻使胃内容物滞留时，由于胃内压的增高，反流的机会也会增加。正常人虽然偶尔也有反流，但由于食管的蠕动能及时清除反流物，因此不出现症状。有以上发病因素的病人如在睡前进食、喝茶水，就会使胃腔充盈，在夜间则容易出现反流症状，还可能伴有胸痛。反流物如进入咽喉部或气管，则可引起喉炎、气管炎、咳喘等。

（2）应对措施

预防胃食管反流是十分重要的，改变生活方式是最好的办法。不吃酸辣食品，尽量少吃高脂肪餐、巧克力、咖啡、糖果、红薯、土豆、芋头，多吃高纤维素食物；严格戒烟和停止饮酒；三餐不过饱，少吃多餐，餐后不宜立刻躺下，保持直立体位；睡前2～3小时最好不要进食；如果晚上容易反酸，最好在睡眠时把枕头垫高10～20厘米；不穿紧身衣，肥胖者应减肥。另外，我们认为心理因素也十分重要。心理因素对消化系统的影响十分大，像焦虑、抑郁都会让消化系统出现不良反应，所以在紧张的时候注意缓解压力，这对预防胃食管反流也很有帮助。

胃食管反流的治疗是一个长期的、系统的过程，最好通过改变生活习惯来治疗，如果效果不好或症状严重时则需要药物治疗。西医治疗胃食管反流，短期疗效还是可以的，但是停药后容易反复，而且，长期服用某药物其副作用也不小。中医中药在治疗胃食管反流方面也有不少独到之处，对反复发病者不妨采用中西医结合进行治疗。

肝胃不和型：①服用开胸顺气丸。每次3～9克，一日1～2次，用温开水送服。②服用宽胸利膈丸。大蜜丸每次1丸，或水丸每次6克，均为一日2次，温开水送服，小儿酌减。③服用气滞胃痛片冲剂。每次1袋，一日2～3次，开水冲化服。

痰湿郁阻型：①服用清涎快膈丸。每次1.5～3克，一日3次，温开水送服。②服用沉香利气丸。每次2丸，一日2次，温开水送服。

胃虚气逆型：①服用香砂养胃丸。水丸型每次9克，浓缩丸剂每次1.2克，均为一日2次。②服用香砂养胃冲剂。每次1袋，一日2次，开水冲服。③服用香砂养胃口服液。每次1支，一日2次。

⊙ 食欲不振

所谓"食欲"，是人体一种想要进食的生理需求，俗称"胃口"。一旦这种需求低落甚至消失，即称为食欲不振，简单地说，就是没有想吃东西的欲望。

（1）产生原因

引起食欲不振的原因有很多，综合起

来讲，有以下几大类：

①疲劳或紧张。上班族由于疲劳或精神紧张，可能导致暂时性食欲不振，这是属于比较轻微的"异常现象"，稍事调整即可恢复。

②过食、过饮、运动量不足、慢性便秘，都是引起食欲不振的因素。

③精神因素。想要维持苗条的身材，强迫自己不吃东西，体重大幅度减轻了，但食欲也因此减退了。

④怀孕。女性在怀孕初期或由于口服避孕药的副作用，也可能导致食欲不振或呕吐。

⑤疾病因素。食欲不振通常会让人联想到肠胃问题，如慢性胃炎、胃癌等，这些肠胃病症都有可能引起食欲不振。肝病的初期症状也是食欲不振，因肝病而引发的食欲不振通常呈极端化，强烈时根本没有食欲，患者的亲朋好友只要稍加注意，即可看出病人对食物的严重排斥。

此外，像肾脏病、甲状腺机能不足等内分泌疾病，痢疾、霍乱等感染性疾病，以及心脏病、脑肿瘤等，都可能导致食欲不振。忧郁症患者对周围的事物显得没有兴趣，无法将注意力放在基本的生理需求上，而只集中于负面或困扰自己的想法，也会出现食欲不振。

精神分裂症患者可能是因为妄想食物被下毒而不想进食，也可能由于属于紧张型的精神分裂，会持续专注或保持固定的姿势动作，对外界食物似乎也没有任何兴趣。

有时，不想吃饭并非小问题，如果你发现自己或身边的家人有食欲不振的现象，可利用具有香味、辣味、苦味的食物来刺激提高其胃液的分泌，以便增进食欲，若这样仍然无法提高食欲，最好到医院做一下检查。

（2）应对措施

睡觉锻炼

仰卧，全身放松，两手置于身体两侧，进行深呼吸。吸气时，想象宇宙间的真气通过全身的毛孔被吸进来，呼气时，想象全身的病气、浊气通过毛孔射出去。做一阵以后，放弃吸射的意念，一切顺其自然，只要知道自己还在练就可以了。

也可用侧卧方式练习。身体向右侧卧，右手心向上，置于头侧，左手放在左胯上，两腿自然弯曲，进行深呼吸，意念同上。可在练习状态中入睡，睡醒时不要急于起床，可在床上闭目练习深呼吸，待全身有了气感后，再起床。这种在练习状态中睡着又在练习后起床的功法，等于一宿都在练，此类情况属于好现象，对此不必惊慌害怕，也不必欣喜，要注意保持平静，一切顺其自然。

功效：对神经衰弱、失眠、多梦等有特殊疗效，长期练习易入定。

行走锻炼

行走时脚跟先落地，要一步一个脚印地走，呼吸时采用深呼吸，即吸气时想象宇宙中的真气通过全身的毛孔被吸入体内，呼气时想象全身的病气、浊气、疲劳之气通过毛孔射出去。呼吸要与走路的速度相结合，不宜快行。由于这种行走类似于竞走，对于老年人不太适合，容易跌倒，所以不适合老年人锻炼，其余年龄段的人都可采用此法。

功效：练出自然换气的功能，脚跟先落地，可以调动肾经，故有强肾固本的作用。

跑步锻炼

慢跑，深呼吸，即吸气时想象宇宙中的真气通过全身的毛孔被吸入体内，呼气时，想象全身的病气、浊气、疲劳之气通过毛孔射出去。呼吸要与跑步的速度相结合，不宜太快。

功效：主治干燥综合征，加强内分泌系统功能，全身性调理。

注意事项：练跑时，舌尖应始终抵住上齿龈，口中出现口水时，表明内分泌系统已经活跃，可将口水分几口咽入肚内。慢跑时，身体上下起伏不要太大，注意保持平缓。

⊙心窝痛

心窝在胸骨剑突（护心骨）下1.5厘米处，任脉巨阙穴部位，以此穴为核心的范围就是心窝部，实际上就是胃的位置所在。心窝是指一个部位而不是指某一点。所谓心窝痛，是指上腹中部剑突以下区域的疼痛，胃病、十二指肠疾病、胆囊疾病、胰腺疾病、心脏病、呼吸系统疾病、脊椎病等都可引起心窝痛。

（1）产生原因

胃病、十二指肠溃疡等病症有时可引起心窝痛，但不能把心窝痛都归因为胃部出了毛病，因为有些胃的邻近器官感受到刺激时，也可通过同一神经通路表现为心窝痛，例如冠心病、心肌缺血所引起的心绞痛等。食管下段病变引起的疼痛也可反映在心窝。此外，胆道疾病如总胆管下端结石、胆道蛔虫等，也都可能导致剑突下痛。

胆道的疼痛也会表现在上腹中部剑突以下区域，即所谓的心窝部，但当蛔虫钻入胆道时，虫体会引起总胆管下端的闸门——增厚的环形肌强烈地收缩和痉挛，心窝部就会产生阵发性的钻心痛，"钻心"二字是形容该部位疼痛的尖锐和剧烈，最多见于胆道蛔虫。

（2）应对措施

心窝痛的时候，应尽量把皮带松开，这样可以让腹部舒服一点。平常要尽量穿舒适宽松的衣服，以避免腹部受压。

经常在晚上出现胃酸逆流的人，最好采用右侧在上、左侧在下的睡姿，同时把头部垫高，这样就可以防止胃酸逆流。

平时被人们当做废物扔掉的鸡蛋皮，其实是一味对很多胃病都有很好疗效的药

物，它对胃弱、饮酒过多引起的胃痛以及夜间突发的胃痛等都有一定疗效。

先把蛋皮用水洗净、甩干、掰碎，再放进大勺里用文火炒至全部呈黄色为止，然后取出捣成粉末，包好备用。注意炒时不能炒焦，粉研得越细越好。

每次取半羹匙粉末，温水送服，一日两次，饭前服。如果是连续服用，每次的用量可减至1/3或1/4匙。

心窝痛时，可用拇指按揉患者双腿的足三里穴（足三里穴在膝盖下10厘米左右，胫骨外侧一横指处），有酸麻胀感后再持续3～5分钟即为一遍。按揉一遍后，心窝痛可明显减轻甚至消失。

胃病患者如果因有其他疾病而需长期服用药物，最好向医生请教，看看这些正在服用的药物是否会刺激胃部而导致胃不舒服。例如抗生素、铁剂等，都是会刺激胃黏膜的药物，一定要请自己的主治医生针对自己的服药习惯，给予服用药物的建议。

另外，也不要在剧烈运动之前或之后立刻进餐，因为这样会让胃部负荷过重，很容易诱发心窝痛。如果是忙着上运动场，那么宁可饿着肚子，也不要吃得太饱。

⊙恶心呕吐

呕吐是胃内容物反入食管，经口吐出的一种反射动作，可分为三个阶段，恶心、干呕和呕吐，但有些呕吐无恶心或干呕的

先兆。呕吐可将咽入胃内的有害物质吐出，是机体的一种防御反射，有一定的保护作用。但大多数呕吐并非由此引起，而且，频繁而剧烈的呕吐可引起脱水、电解质紊乱等并发症。

（1）产生原因

恶心、呕吐是肠胃疾病常见的临床症状，但引起恶心、呕吐的绝不仅仅是胃或肠的疾病。事实上，在所有的临床症状中，恶心、呕吐的原因是最复杂多样的，总体来说，引起恶心、呕吐的原因有以下几种：

反射性呕吐的原因：咽喉受到刺激，各种原因的肠胃疾病，肝、胆、胰与腹膜疾病，心血管疾病（如急性心肌梗死、休克、心功能不全、心衰等），其他原因（如青光眼、肾绞痛、盆腔炎、急性传染病、百日咳）等。

中枢性呕吐的原因：中枢神经系统疾病（如中枢神经感染、脑血管疾病、颅内高压症、偏头痛、颅脑外伤等），药物或化学性毒物的作用，代谢障碍（如低钠血症、酮中毒、尿毒症），妊娠，甲状腺危象，阿狄森氏病危象等。

前庭障碍性呕吐的原因：迷路炎，晕动病等。

神经官能性呕吐的原因：胃神经官能症、癔病等。

妊娠呕吐与酒精性胃炎的呕吐常于清晨发生；胃原性呕吐常与进食、饮酒、服用药物有关，常伴恶心，呕后常感觉轻松；喷射性呕吐常见于颅内高压症，无恶心的

先兆，呕后不感觉轻松；呕吐物如为大量，提示有幽门梗阻胃潴留或十二指肠瘀滞；腹腔疾病、心脏病、尿毒症、糖尿病酮中毒、颅脑疾患或外伤等所致的呕吐，常有相应病史提示诊断。

不同原因引起的呕吐，在临床表现上各有自己的特点。因此，在辨别中，除了医生应进行详细、周密且有针对性的病史询问和检查外，病人和病人家属也应做到心中有数，尽量详实地叙述病情，这对于正确诊断有很大的帮助。

（2）应对措施

先有恶心而继发呕吐，呕吐后感到胃内轻松，多为胃源性呕吐。这种恶心呕吐若伴有胃胀、呃酸腐气，多为进食过量而导致的消化不良，只需控食静养，不必特殊处理；若伴有胃痛，多为急性或慢性胃炎引起，可用调理脾胃的中药和抗生素治

疗；若伴有剧烈腹痛及腹泻者，应考虑为食物中毒，应送医院救治。

无恶心而呕吐，呕吐呈喷射状，胃内容物急剧而有力地喷出，且经常发作、呕吐后胃内不觉轻松，则多为中枢神经性疾病引起颅内压增高所致，常见于脑炎、脑膜炎、脑肿瘤、脑出血等疾病。持续性高烧也可引起此类呕吐，这种呕吐患者应立即去医院确诊，切勿擅自用止吐药。

恶心频频发作，时见呕吐，呕吐物中混有胆汁，吐后不见轻松，甚至胃中已排空仍干呕不止者，为反射性呕吐。这种呕吐常见于腹腔内脏器急性炎症，如胆囊炎、胰腺炎和病毒性肝炎等，对这种呕吐不可掉以轻心，应及时送医院治疗。

若经常发生恶心呕吐但不严重者，多为慢性炎症所致，可服用藿香正气水暂时止吐，再根据致吐病因治疗。

无恶心表现而反复出现呕吐，呕吐物不酸腐，量不多，吐后不影响进食，这种呕吐与精神因素有关，常见于胃神经官能症。应对这种呕吐，重在心理调节，使患者对呕吐有正确的认识，可采用深呼吸方法止吐。治疗上应以神经营养剂，如谷维素、维生素 B_1、维生素 B_6 为主，辅助以镇静剂，如安定等。用陈皮、苏叶、枇杷叶、生姜各 10 克，水煎服，对治疗这种呕吐也很有效。

另外，伴有眩晕的恶心呕吐多为运动病或梅尼埃病引起，可服用镇静药及颠茄类药物，待眩晕消除，呕吐即止。据介绍，用中药天麻、白术、半夏、党参、茯苓各15 克，生姜 10 克，水煎服，治疗起来效果也不错。

⊙呕血

呕血是指患者呕吐血液，是上消化道（包括食道、胃、十二指肠）出血的一个症状。

（1）产生原因

引起呕血的原因很多，其中最常见的是胃、十二指肠溃疡，急性胃黏膜病变引起的胃、十二指肠黏膜出血；其次是肝硬化引起的食管静脉曲张破裂出血，这是最严重的出血；还有其他原因就是慢性糜烂性胃炎、胃癌、胃黏膜脱垂症、食管炎、食管癌等。

在临床表现上，患者多先有恶心，然后血液从口中呕出，继之有黑色大便吐出。呕出的血液性状取决于出血量及胃内容物在胃内停留的时间，如出血量较少，血液在胃中停留的时间较长，由于血红蛋白受胃酸的作用转化为酸化正铁血红素，则呕吐物呈咖啡残渣样的棕黑色。如果出血量大且在胃内停留时间短，呕出的血液则呈暗红色。

呕血同时可伴有皮肤苍白、身体发凉、乏力、出冷汗、头晕、脉快、心悸等症状，严重者可出现脉搏细弱、呼吸加快、血压下降、休克等症状。一旦有休克发生，说明失血量在1000毫升以上，检查血象可发现红细胞数和血红蛋白量急剧减少，这时候应及时抢救，否则会有生命危险。

（2）应对措施

呕血时最重要的是镇静，要让病人平卧休息，不要紧张，注意防止吐出来的血呛到气管里。如果病人呕吐大量鲜血，就要马上送到医院；如果呕吐的是咖啡样液体，量也不太多，那么就不会有太大的危险。但不管怎么说，呕血时要特别注意病人的情况，包括精神如何、面色如何、脉搏是否快而弱、手脚是否凉、是否出冷汗等，不论呕血是急是慢，都应该立刻到医院去检查。

为了弄清呕血的原因，常常需要做紧急胃镜检查，检查最好在出血还没有停止时进行，因为这样比较容易发现出血的部位和

原因。这样的检查十分必要，也不会给病人带来什么损害，因此不要考虑太多。

⊙ 便血

血从肛门而出，或随大便夹杂而下，或下纯血，称为便血。因肠胃病出现的便血应与下痢脓血相区别。下痢脓血者，多呈脓血杂下，并有明显的腹痛，里急后重等表现；而因肠胃病出现的便血则表现为大便时血自下，无脓样物，且无明显的腹痛等症状。

（1）产生原因

便血是指大便中含有鲜红或暗红色的血液，一般是因为下肠胃道（空肠、回肠、结肠）出血而引起，出血的原因有肿瘤、溃疡、炎症、血管畸形等。

下肠胃道出血时，大便颜色之所以比较发红，是因为血液在肠道中停留的时间较短，没有因消化液的作用而变性的缘故。因为病因不同，便血也有各种特点。升结肠的病变如阿米巴痢疾、升结肠癌、溃疡性结肠炎等，会有果酱样大便；患急性溃

痒性结肠炎时，大便会像洗肉水一样；结肠肿瘤坏死或结肠血管畸形时，会有鲜红色血便；小肠有肿瘤、血管畸形时会有暗红色血便。

（2）应对措施

自疗注意事项

①养成定时大便的习惯，大便以稀糊状为佳。

②少做增加腹压的动作，如下蹲、屏气，忌久坐、久立、久行和劳累过度。

③忌食辛热、油腻、粗糙、多渣的食品，忌烟酒、咖啡。

④多食具有清肠热、滋润营养黏膜、通便止血作用的食品，如生梨汁、藕汁、荸荠汁、芦根汁、芹菜汁、胡萝卜、白萝卜（熟食）、苦瓜、茄子、黄瓜、菠菜、金针菜、卷心菜、蛋黄、苹果、无花果、香蕉、黑芝麻、胡桃肉、白木耳等。

⑤要心情开朗，勿郁怒动火，心境不宽、烦躁忧郁会使肠黏膜收缩，血行不畅。

⑥减少房事，房事过频会使肠黏膜充血，加重出血。

成药自疗法

①云南白药，每次0.3克，每日2～3次，温水吞服。

②脾约麻仁丸，每次9克，每日2次，温水吞服。

③脏连丸，每次9克，每日2次，温水吞服。

验方自疗法

①大黄炭研粉，每次3～6克，每日2次，温水吞服。

②茄子叶在瓦上烘干研粉，每次6克，每日2次，米汤吞服。

③旱莲草60克，煎汤代茶。

④地榆炭15克，槐花炭12克，茜草炭12克，赤小豆30克，防风炭10克，大黄炭10克，黄柏10克，每日1剂，分2

次煎服。用于肠中积热夹湿、血色红而混浊、口苦、舌苔黄厚、大便不畅者。

⑤灶心土 30 克，党参 10 克，焦白术 10 克，姜炭 10 克，升麻炭 10 克，炒芪 12 克，阿胶 9 克，甘草 6 克，每日 1 剂，分两次煎服。用于脾气虚弱、面色苍白、疲倦无力者。

肠胃病症状一览表

胃痛时间	空腹时胃痛	胃溃疡、十二指肠溃疡
	饭后胃痛，且有越来越严重的迹象	胃炎、胃松弛
	饭后一到两个小时的胃痛	十二指肠溃疡
	半夜胃痛	十二指肠溃疡、逆流性食道炎
	突发胃痛	胃溃疡穿孔
胃痛性质	抽痛	胃炎、胃溃疡
	胀痛	消化不良、胃酸过多、胃下垂
	食道被拉扯	胃松弛、胃神经症、食道神经症
	灼热痛	胃炎、胃酸过多、胃溃疡
	混合痛	有待详细检查
伴随症状	呕吐	吃太多、胃炎
	打臭嗝	消化不良、胃炎
	打酸嗝	胃酸过多
	食欲不振	胃松弛、胃下垂
	食欲太强	胃炎、胃溃疡
	吐血、便血（焦黑色）	胃溃疡、十二指肠溃疡
	吐血（鲜红色）	肺病、食道静脉瘤

关键词2：检测

有胃病的人，大部分与饮食习惯脱离不了关系，经常暴饮暴食，三餐不定时，喜爱油腻的饮食或是两餐间隔喜吃零食等，都是最容易造成胃痛或罹患胃部疾病的原因。而消化系统好不好也是引起肠胃不适的关键，现在，通过检测来关爱你的肠胃健康吧。

⊙你关心你的肠胃吗

其实，胃痛与否与你关不关心自己的肠胃有很大的关系。首先，有人觉得胃痛吃点胃药就行了，觉得可以缓解，没事就置之不理；其次，有些人觉得肠胃不适，可看医生却说不出所以然来；再次，有的人只凭感觉就断定自己的病情，到药房拿类似的药了事；另外，有些人即使知道自己胃痛，仍以吃药度日，不探究根本原因，非等到胃溃疡、呕血或便血才开始担心。这些人产生肠胃疾病的根本原因与自己的行为有很大的关系。他们不关心自己的健康，更不用说肠胃的健康了。下面，检测一下你肠胃的病症，进一步了解你自身的身体状况。

①你可以清楚确定胃痛的位置吗？

例如：肚脐上方、肋骨下方、大范围痛、固定点痛、移动痛等。

②你可以清楚分辨胃痛的性质吗？

例如：刺痛、闷痛、抽痛、胀痛、灼热痛和混合型的痛等。

③你能说出胃痛发生的确切时间吗？

例如：饭前一小时、饭后两小时、半夜、肚子饿就痛等。

④你可以清楚地描述肠胃不适的症状吗？

例如：恶心、呕吐、疲倦、胀气、打嗝、反酸或胸闷等。

⑤你知道你吃什么东西会引起肠胃不适吗？

例如：咖啡、油炸食物、酒、香辣食

物、可乐或碳酸饮料等。

⑥你知道自己胃痛的原因吗？

例如：压力大、三餐不定时、早吞不吃、暴饮暴食或服用阿司匹林药物等。

⑦你知道你所服用的药物的成分与效用吗？

例如：胃散、制酸剂、健胃整肠剂等。

⑧你知道自己胃痛的严重程度吗？

例如：知道、不知道、虽胃痛但仍可以工作、胃痛得无法思考等。

⑨你曾经因为肠胃不适看过医生吗？或清楚知道自己所患的肠胃疾病吗？

例如：没有、有、胃酸过多、曾患过慢性胃炎、胃溃疡等。

⑩如果你曾经看过医生，有遵照医生嘱咐服药和生活吗？

例如：没有、有。

结果

①如果你的回答都是"是"，胃痛却还形影不离，只能说你已经努力了，胃痛是天生注定的。

②如果有7～9题是"是"，那么你还差一点就能全部掌握肠胃不适的症状与后果了。

③如果有4～6题为"是"，那你并不是很关心你的肠胃，需要加强。

④如果只有1～3题为"是"，那你也太不关心你的胃痛了。

⑤如果你一题都答不出来，那么需要彻底检讨了，否则肠胃问题将永远困扰着你。

⊙大便与肠胃健康有什么关系

大便的形态、颜色以及次数可以很好地反映人体的健康状况。人们通常认为消化吸收只在小肠内进行，事实上，人体的消化吸收过程是一个从口腔开始到直肠才最终完成的连续生理过程。食物在口腔内咀嚼和搅拌的时候，口腔内的三大唾液腺分泌大量的唾液，唾液中含有唾液淀粉酶，开始对食物中的淀粉进行消化。食道的消化吸收功能不显著。胃能分泌多种消化酶，如胃淀粉酶、胃蛋白酶等，并将食物和消化酶充分混合，形成食糜送入十二指肠，胃内食物由胃进入十二指肠的过程称为胃排空。一般来说，在食物进入胃后5分钟即有食糜被排入十二指肠，胃排空速度过慢容易诱发各种慢性疾病，最容易形成便秘。

小肠是人体最重要的消化场所，肝脏和胰腺分泌的消化液如胆汁和胰液通过总胆管排入小肠，与食糜混合，消化食物中的蛋白质和脂肪，大面积的小肠黏膜是主要吸收场所。由于胆汁中含有的胆红素在回肠末段或结肠经细菌的作用被还原成为胆素原，而胆素原又会被细菌氧化为胆素，胆素是棕黄色的，所以正常粪便的颜色呈棕黄色。

食物绝大部分的营养成分在小肠内被吸收后，食物剩下的部分便进入大肠，经大肠内的细菌分解发酵，在大肠内合成人体必需的 B 族维生素、维生素 K、碘、钾等微量元素，同时还产生丙氨酸、缬氨酸、天冬氨酸、苏氨酸等人体必需的营养物质，这些营养物质经大肠壁吸收。大肠还要吸收水分和一些矿物质，每日吸收的水分多达 2500 毫升。

食物经大肠吸收后，水分逐渐减少，食物残渣夹杂大量的细菌和代谢产物就形成大便，其中细菌的含量也很多。随着大肠的蠕动，大便沿着结肠推动经直肠排出体外。

（1）黑色大便

大便发黑，常见的原因有以下几个：

①消化道疾病，以便血最为常见，包括食管静脉曲张、食管异物、溃疡病、急性胃炎、胃黏膜脱垂、肠套叠、出血性坏死性小肠炎、绞窄性肠梗阻、美克耳憩室、肠息肉、肛裂等。

②血液疾病，常见的有新生儿出血症、血友病、白血病、再生障碍性贫血、血小板减少及过敏性紫癜等。

③全身感染性疾病，如败血症、伤寒

形　状	颜　色	次　数	身体健康	改善或治疗
香蕉形、细长形、光滑、浮于水面、无臭味	金黄色	每天排大便 1~3次	身体健康状况良好，身体内部的肠道状态良好，饮食十分均衡	
水分稍多，呈蜷曲形态		大便时间比较长	肠胃处于健康良好的状态	
干燥的颗粒状			不健康的便秘	饮食、运动等
无法成形，呈液态状			消化不良	饮食、运动等
外形扭曲变形			大肠或肛门有可能有痔疮、息肉或肿瘤	及时就医
形状正常	茶黄色		肠胃的状况很好	
	泛白		脂肪的摄取量过高	饮食、运动等
	掺杂有红色		肠胃感染性疾病或溃疡、肿瘤	及时就医

等，新生儿吞入母亲产道血或乳头破裂的血、鼻、咽、齿龈出血被吞入等。

④食物或药物的影响。某些食物和药物也可引起大便颜色的变化，这容易与便血混淆。如夏天吃大量西瓜和西红柿后，可以使大便颜色变红；贫血小儿服用铁剂后，大便也会发黑；食用动物血后，大便颜色也可发黑。这些由于食物和药物引起大便颜色的变化不属于便血。

⑤大便有点发黑，有时还能听见肚子有"咕咕"的水流声，就要考虑是否是消化不良、慢性肠胃炎、胃溃疡、肝胆疾患等。建议结合无痛肠胃镜等检查，了解消化系统的情况，饮食上需多摄入纤维素类，如有皮的水果、有茎叶的蔬菜或笋、瓜果等，有些食物如生萝卜、生葱、大蒜、甘薯等，能增加肠道的蠕动，起到通便的作用，可多食用。

（2）红色大便

出现大便带血的情况时最好到正规的医院进行检查。大便带血最常见的原因有以下几种：

①肛裂。典型表现是排便时、排便后肛门疼痛伴有便血，少量鲜血覆盖粪便表面。

②肛管直肠损伤。这种损伤一般愈合快，出血不久即可自行停止。

③直肠息肉。小儿常见，多发生于直肠和结肠后壁，主要表现为便血，血量不多，不与大便相混，且间歇发作。

④痔疮。内痔、混合痔以便血为主要表现，常在排便后滴出鲜血，不与大便混合。

老年人下消化道出血的原因，最常见的是痔疮、肛裂等肛门周围疾病。内痔或混合痔最常见的症状是便时出血、无痛、血色鲜红，附着在大便表面，病人常诉说"便池中滴入鲜血"或"便纸上发现鲜血"，出血量一般不大，便后出血自行停止，大便带血为间歇性。便秘、粪便干硬、饮酒及食刺激性食物等可诱发痔疮出血。肛裂病人大便带血情况类似痔疮，但伴有排便时及排便后肛门剧烈疼痛，有时需要止痛剂方能制止。若病变在结肠，离肛门较远，则血液和粪便混合在一起。

患肠道息肉、癌肿也可出现大便带血。直肠息肉主要的症状是便后出血，出鲜血，量不多，血常染在粪便之外。

直肠癌早期并无临床症状，但有少量出血，肉眼不易察觉，当癌肿表面溃破后，排便时就会有肉眼可见的出血，同时有黏液排出。伴有严重感染时，则出现脓血便。此外，位于直肠的肿瘤还可以导致大便变细变形。

结肠癌最早出现的症状除粪便带血、黏液或脓外，还表现为排便次数增加、腹泻、便秘、腹痛、贫血、乏力等，乙状结肠镜检查可明确诊断。

当结肠和直肠有炎症性疾病时，粪便中或粪便外不仅有血，还有黏液和脓，表现为黏液脓血便，应注意与息肉、癌肿并发感染相区别。

如果宝宝大便中带血，一般家长都能发现，可看到鲜血，或大便呈红果酱样、黑色柏油样。大便呈后两种色泽时，说明排血量比较多，应及时上医院检查。如大便带血不多，眼睛不能直接看出来，就需通过化验检查才能判定。

一般来讲，黑色柏油样血便的出血部位在胃和小肠上部，婴幼儿发生在该部位的出血情况较少见。有的宝宝鼻孔出血量较多时，也可以见到黑便，因此要做具体分析。

红果酱样血便多来源于消化道，是婴幼儿时期比较常见的。如有一种病叫肠套叠，也就是下端部分肠管套到上端的肠管里去了。肠套叠时，使肠壁血管受压、血流不畅，致使肠壁组织坏死。病儿阵阵哭闹，有时经十几个小时后才出现红果酱样大便。由于肠子不通，也可以见到呕吐。如果在24小时内确定是肠套叠，可以在肛门管内注入空气，即可将肠套叠解开。如晚于24小时发现，就得做手术，如果肠管没有坏死，把套住的肠管解开即可；如肠子已有坏死，就得把这段肠子切除，再把好的肠子结在一起。这种病多见于8个月左右、长得比较胖的婴儿，发病在右中腹部常可摸到肠套的包块。得过一次肠套叠的宝宝还容易复发，应加以注意。

因为痔疮是一种比较常见的疾病，所以民间有"十人九痔"的说法。而对于一些曾经患过痔疮的病人来说，大便带血往往容易被误认为是痔疮复发的信号。但是，直肠癌的早期症状也往往是大便带血，如果不仔细分辨两者的区别，等发现时，癌一般都已经到晚期了。

直肠癌和痔疮症状最大的相似之处就是大便带血，但如果能掌握两者一些基本特征，还是能够区别清楚的。首先，直肠癌的便血表现为持续性、慢性带黏液血便，血色暗红，通常与粪便混在一起，便意频频，有时只解出一些血或黏液而无粪便。癌肿瘤离肛门越远，便血发生率就越低，直肠癌约80%有便血症状。但痔疮便血最常见的是鲜红的血，不与粪便相混而是附于粪块表面；也可表现为大便前后的滴血，严重的呈喷射状，多在大便秘结时发生。除此以外，痔疮不会引起排便困难，尤其是大便变细，即使是痔核脱出，也只表现为短期的因排便疼痛而不愿用力解大便，一旦水肿及炎症消退后，立即可恢复正常。而直肠癌患者，早期就会出现排便困难，大便变细，伴有腹部膨胀，阵发性腹痛，有时甚至可感到肠子的叫鸣音，症状一旦出现，一般不会自行缓解，且常呈进行性加重。

值得注意的是，直肠癌患者体内的肿块往往不会缩小，只会逐渐长大，呈菜花样，淡红色，触之易出血；而痔疮水肿所出现的肿块往往是光滑的，呈暗红色或暗紫色，触之不易出血。

最后，直肠癌晚期有时会因为肿瘤侵犯了周围组织而表现出相应的症状，如侵犯了膀胱，可引起尿频，骶前神经被侵犯后会出现剧烈持续的疼痛，如转移到肝脏，可出现肝肿大、黄疸，并有贫血等现象，而痔疮就不会有这些表现。

（3）茶色大便

茶色稀泥状大便

虽然颜色是健康颜色，但却为腹泻形态，表示身体有异状，如果便中带有血液、黏液的话，十之八九是消化不良。

发生稀泥状腹泻便的原因多半是暴饮暴食或腹部受凉。若是肠受凉所致的话，只须保持腹部温暖即可痊愈。若因消化不良而导致腹泻，应保持平静、暂时禁食，并保持腹部温暖，然后再吃一些易消化的食物，大便就会逐渐恢复正常状态。

值得注意的是，如果大便时感觉有热度，很可能是食物中毒。比较罕见状况是，茶色中带白色，并有酸味，这可能是假性霍乱的症状。这种少见的症状多出现于孩童，凡遇此种情况，应立即上医院接受检查。

茶色泥状大便

如果习惯性排出这样的大便，很可能罹患过敏性肠症候群的慢性腹泻。腹泻是因整个大肠肠管（大肠、小肠）出现异常

而导致，可称为神经性腹泻。

但若喝过量的牛奶、吃过多的肉类，同样也会排出茶色泥状的大便。另外，接受肠胃检查时吃过钡剂，也会排出略呈黄白色的泥状便。总之，茶色泥状便大致没有大碍，若能及早治疗过敏性肠症候群，就能排出正常的大便。

茶色半糊状大便

依旧属于健康便，虽然硬度稍微不足，但也不必在意，即使带些黑斑点或颗粒状，只要没有混杂血或黏液，均无须担心。

茶色香蕉状大便

这是形状、色调均正常的理想大便。肠胃功能好，不必担心会生病，因为这是健康状况良好的象征。

但是，如果大便颜色略呈褐色或黑色，且混杂有其他东西时，应注意饮食内容，也许食物中包括了腌制品、生海苔、鸡内脏等不易消化的食品。此外，喝酒过量也会使粪便变色，应特别注意。

茶色硬柱状大便

这是便秘现象。假如大便是茶色硬柱状，则是属于便秘初期，诊治时不必急于灌肠，只要改善饮食，即可恢复香蕉状的正常大便。

（4）绿色大便

一般而言，发生绿色便的原因包括大便酸性太强，使胆汁胆红素呈绿色色调；也可能是食物中毒导致急性肠炎，因肠内细菌失去平衡状态，无法执行正常的食物

分解作用，因此产生发炎而使大便呈绿色，也就是胆红素的黄色无法充分显色，以致大便不能呈正常色调。

绿色稀泥状大便

婴儿多排出这样的大便，成人很少排出绿色便，所以一旦发现有绿色腹泻便，应特别注意体内是否发生异常状态，不过也不需过于担心。

但幼童出现绿色腹泻便且有发烧情形时，可能是患葡萄球菌肠炎。发生这种状况，是因长期服用抑制肺炎等疾病的抗生素所致。此外，健康的人在食物中毒时，在排出的绿色腹泻便中，也会发现这种葡萄球菌。

绿色泥状大便

血溶性黄疸的病人必然排出这种绿色泥状大便。所谓血溶性黄疸，是因大部分的红血球受到破坏，产生大量的胆红素，使皮肤变黄，也使部分胆红素无法在肠内分解而排出体外。虽然患有这种疾病者多为婴儿，但也有少数成人患有此病，一旦

发现应立即上医院。

除此之外，食用过多的绿色蔬菜、维生素、绿色肠胃药等，均会排出绿色大便。当小孩受到精神压力，发生过敏性肠综合征时，也可能会排出绿色软便。

绿色半糊状大便

是一种不必过度担心的状况，当黄褐色大便中混杂一点紫色或深绿色时，表示是因食用过量的绿色蔬菜以致消化不良。

虽然很多人都认为绿色蔬菜有益健康，但也不能摄取过量。偶尔排出绿色半糊状的大便并无大碍，但是若经常排泄绿色便，就不是绿色蔬菜的原因了。

绿色香蕉状大便

排出这种形态的大便也无须过于紧张，因为它与健康形态的大便一样，只是色调不同而已，原因仍是绿色蔬菜食用过量导致消化不良。

绿色蔬菜中的叶绿素在正常状况下经小肠分解后应呈褐色，如果大便中出现绿色，可能是因蔬菜与其他食物混合而引起消化不良所致，或是因部分蔬菜未能消化而排出体外所致。

绿色硬球状大便

也是因食用过量的绿色蔬菜及服用过多的肠胃药，才会排出绿色状态的大便。

有些医生会开给患者含有叶绿素成分的肠胃药，患者吃了便会排出绿色便，甚至有人会因恐慌而导致排便时发生痛感。事实上，只要绿色便依旧呈某种程度的形态，就无须大惊小怪。

关键词3：防治

所谓肠胃病，实际上是许多病的统称。一般来说，临床上所说的胃病是对表现在胃部的疾病的泛称，同时也包括十二指肠疾病，如十二指肠溃疡等。我们可以通过治疗与预防，尽可能减少肠胃疾病发生的可能性，让我们的身体时时刻刻保持健康。

⊙急性胃炎的治疗与预防

急性胃炎主要表现为上腹疼痛、不适，食欲下降，恶心呕吐，有时伴有腹泻，严重的急性胃炎还会引起呕血、便血等症状。根据病因的不同，急性胃炎可以分为两种类型：急性外周性胃炎（包括急性单纯性胃炎、急性腐蚀性胃炎、急性糜烂性胃炎）和急性内周性胃炎（包括急性感染性胃炎、急性化脓性胃炎）。在日常生活中，我们经常遇到的是急性单纯性胃炎。

（1）治疗

急性单纯性胃炎病因简单，治疗起来不复杂，只要按下列措施进行救护，很快就能恢复正常。

消除致病因素，卧床休息。停止一切对胃有刺激的饮食和药物，短期禁食 1～2 餐，然后给予易消化、清淡、少渣的流质食物，这有利于胃的休息和损伤的愈合。

鼓励饮水。由于呕吐腹泻失水过多，病人在一定范围内要尽量多饮水，以补充丢失的水分。饮用水以糖盐水为佳，但不要喝含糖多的饮料，以免胃酸分泌过多加重腹痛。呕吐频繁的病人可在一次呕吐完毕后少量饮水（50毫升左右），多次饮入，这样才不至于呕出。

止痛。颠茄片、阿托品等药均可，还可局部热敷。

伴腹泻、发烧者可适当应用黄连素、氟哌酸等抗菌药物，但病情较轻者不能用，以免加重对胃的刺激。

呕吐腹泻严重，脱水明显，应及时送医院静脉输液治疗，一般 1～2 天内就可恢复。

（2）预防

节制饮酒，勿暴饮暴食，慎用或不用易损伤胃黏膜的药物。急性单纯性胃炎要及时治疗，愈后要防止复发，以免转为慢性胃炎，久治不愈。

勿进食病死牲畜的肉和内脏，肉类、禽类、蛋类等要煮熟后方可食用。加强食品卫生管理，变质及被沙门氏菌污染的食品不允许出售。搞好食堂卫生，建立卫生管理制度，注意食品制作时的卫生，防止食品被污染。做好水源保护、饮水管理和消毒。

加强锻炼，增强体质，使脾胃不易受伤。心情舒畅，保持肠胃功能平衡。节饮食，以利脾胃受纳吸收功能。慎起居，避风寒。

⊙慢性浅表性胃炎的治疗与预防

慢性胃炎是指由不同病因引起的各种慢性胃黏膜炎性病变，是一种常见病和多发病。胃镜普查证实，我国慢性胃炎的发病率高达60%，萎缩性胃炎约占其中的20%。

慢性胃炎一般分为两个类型，炎症病变比较表浅，局限在胃黏膜表面一层且不超过1/3，属于慢性浅表性胃炎；炎症病变波及胃黏膜的全层，并伴有胃腺体萎缩，则为慢性萎缩性胃炎。

（1）治疗

由于慢性浅表性胃炎的病因不十分清楚，因此主要为症状性治疗，可根据不同的症状采用不同的药物。

病因治疗：消除致病因素是治疗和预防慢性浅表性胃炎的上策，故应避免精神紧张，戒烟，适量限制饮酒，尽量不服用对胃有刺激的药物，积极治疗慢性扁桃体炎、副鼻窦炎、龋齿及咽喉部感染灶。

饮食疗法：慢性浅表性胃炎患者饮食宜清淡、有规律、定时定量，避免过酸、过辣、生冷及粗糙食物。

药物治疗：慢性浅表性胃炎的药物治疗大体可分为两类，保护胃黏膜的药物及消除损害胃黏膜因素的药物。

保护胃黏膜的药物

生胃酮：是甘草酸水解后制成的琥珀酸半酯，能增强胃黏膜黏液的分泌，延长胃上皮细胞寿命及轻度抑制胃蛋白酶的活力，故能保护胃黏膜不受胆汁损伤，避免 H^+ 反扩散。前两周每次服用100毫克，一日3次，餐前半小时服用，两周后改为每次50毫克，一日3次，餐前半小时服，4～5周为一疗程。有水钠潴留的副作用，故宜同时服用氢氯噻嗪和钾盐。

硫糖铝：该药能与胃蛋白酶结合，抑制该酶分解蛋白质，并能与胃黏膜蛋白质结合成保护膜，阻止胃酸、胃蛋白酶和胆汁酸的渗透、侵蚀。此外，本药亦能促进胃黏膜细胞的新陈代谢。每次1克，一日3～4次，餐前半小时服用。

麦滋林－S颗粒：该药含有水溶性B334和L-谷氨酰胺，水溶性B334能直接作用于胃黏膜，使局部炎症消失；L-谷氨酰胺与肠胃黏膜上皮成分己糖胺及葡萄糖胺一起，参与促进组织修复以达到治疗目的。每次服用670毫克，一日3次，餐前半小时服用。

胃炎干糖浆：该药主要由硫酸庆大霉素、盐酸普鲁卡因、维生素 B_{12} 等成分组成，具有消炎、止痛，促进胃黏膜修复等作用。每次5克，一日3次。

思密达：该药对细菌和病毒有很强的固定能力，对消化道黏膜具有很强的覆盖能力，通过与黏液的作用可提高消化道黏膜胶质的韧性，以对抗各种攻击因子。每次3克，一日3次。

其他：维酶素每次2～4片，一日3次；胃膜素每次2～3克，一日3次；氢氧化铝胶每次10毫克，一日3次；盖胃平每次4片，一日3次；前列腺素E2每次50～150毫克，一日3次。

上述药物均可起到保护和改善胃黏膜的作用。

消除胃黏膜损害因素的药物

控制HP感染的药物：HP与慢性胃炎，尤其是慢性活动性胃炎关系密切，杀灭HP的药物有利于治疗慢性浅表性胃炎。体外试验HP对青霉素、氨基苷类、四环素类、头孢菌素类、大环内酯类、硝基咪唑类、呋喃类及铋剂敏感，故临床常选用以下药物：三钾二枸橼酸铋盐（TDB）每次120毫克，一日4次，4周为一疗程；羟氨苄青霉素每次1.5克，一日2次，连服8天，然后改为每次1克，一日2次，连服28天；呋喃唑酮每次0.1克，一日3次，连续服用2～4周；甲硝唑每次0.4克，一日2次，连服14天为一疗程；瑞贝克口服每次80毫克，一日2次，连服3～4周为一疗程。

此外，还可以通过联合用药加强清除HP的效果。

胃壁细胞受体拮抗剂：组织胺 H_2 受体、胃泌素受体和乙酰胆碱受体拮抗剂，均能减少胃酸分泌而用于治疗胃炎，对高胃酸者尤为适宜。临床常用的有西咪替丁、雷尼替丁、法莫替丁等，丙谷胺、阿托品、普鲁本辛等也可用于本病。哌吡氮平能选择性抑制胃酸分泌，但对心率、瞳孔、前列腺素及肠胃蠕动均无明显影响，每次 50 毫克，一日 2 次。洛赛克为 H^+-K^+-ATP 酶阻滞剂，亦可抑制胃酸分泌。

控制和改善胆汁反流的药物：幽门功能紊乱，胆汁反流会破坏胃黏膜屏障而导致胃炎，故可用胃复安、止呕灵、吗丁啉、西沙比利及消胆胺等治疗，此类药物均有促进胃排空、防止反流的作用。具体用法：胃复安每次 10 毫克，一日 3 次；止呕灵每次 50～100 毫克，一日 3 次；吗丁啉每次 10～20 毫克，一日 3～4 次；西沙比利每次 5～10 毫克，一日 2～3 次；消胆胺每次 3～4 克，一日 4 次。

抗胃蛋白酶药物。硫化多糖能与胃蛋白酶结合而使之灭活，避免胃黏膜受损，常用者有硫糖铝、硫酸软骨素等。

一般治疗安排 4～6 周，一种药物治疗无效时，可选用或加用另一种药，但这种联合用药不宜在同类药中选择。还可以

中药治疗，可根据患者的临床症状及特点，结合病因、病理进行辨证分型施治。

采用雷尼替丁加庆大霉素口服治疗慢性浅表性胃炎效果好，副作用少，复发率低。具体的方法是：雷尼替丁每次 2 片，每天一次，睡前口服，连服 3 周；庆大霉素片每次 2 片，每天 3 次，连服 3 周。若个别病人服用庆大霉素后上腹不适，可改为卡那霉素，每次 0.5 克，每日 2 次口服。

若患者上腹疼痛明显，可加服 654-2 或心痛定，疼痛缓解后停用；上腹饱胀明显者，可先服三天乳酶生（每次 1.5～3 克，每天 3 次），再服雷尼替丁加庆大霉素；伴有消化不良时，第一周可配多酶片；遇症状严重，恶心、呕吐，不能进食的病人，先静脉滴注庆大霉素，肌注胃复安，待呕吐停止能进食后再口服庆大霉素加雷尼替丁治疗。

（2）预防

慢性浅表性胃炎是一种常见病、多发病，而且病程绵延，易反复发作，深为患者所苦。另外，部分浅表性胃炎患者疏于治疗或不注意生活调节，慢性浅表性胃炎极易进展为慢性萎缩性胃炎而导致胃癌发生，后果相当严重，所以慢性浅表性胃炎的预防应引起人们的足够重视。

慢性浅表性胃炎的预防主要从生活、饮食上加以注意，积极避免和消除各种致病因素。

对于急性胃炎，应及早彻底治疗，以防病情经久不愈而发展为慢性浅表性胃炎。

忌用或少用对胃黏膜有损害的药物，如阿司匹林、保泰松、消炎痛、利血平、甲苯磺丁脲、激素等，如果必须应用这些药物，一定要饭后服用，或者同时服用抗酸剂及胃黏膜保护药，以防止它们对胃黏膜的损害。

慢性浅表性胃炎患者禁服的药物有：

水杨酸类：阿司匹林、水杨酸钠。

苯胺类：扑热息痛、非那西丁。

比唑酮类：保泰松、氨基比林。

其他抗炎有机酸：消炎痛、布洛芬。

抗生素类：四环素。

糖皮质激素：强的松、地塞米松、可的松。

积极治疗口腔、鼻腔、咽部慢性感染灶，以防局部感染灶的细菌或毒素被长期吞食，造成胃黏膜炎症。

饮食宜清淡、富有营养、有规律、定时定量，切忌过饥过饱、暴饮暴食；尽量少摄入浓茶、咖啡、香料、粗糙生硬食物，戒烟戒酒，以防损伤胃黏膜。

避免精神紧张、心情忧郁及过度疲劳，宜生活有节、劳逸结合、情绪乐观，同时应加强体育锻炼，增强体质，加强

肠胃功能。

⊙慢性萎缩性胃炎的治疗与预防

慢性萎缩性胃炎是慢性胃炎的一种，呈局限性或广泛性的胃黏膜固有腺萎缩（数量减少，功能减退），常伴有肠上皮化生及炎性反应，其诊断主要依靠胃镜和胃黏膜活组织检查的病理所见。随着年龄的增长，本病的发生率也随之增高，病变程度也越重，故有人认为慢性萎缩性胃炎是中老年人胃黏膜的退行性病变，是一种"半生理"现象。

（1）治疗

对慢性萎缩性胃炎的治疗，主要采用对症治疗，同时避免使用损害胃黏膜的药物；对幽门螺旋杆菌（HP）检出阳性患者，应服抗生素，同时可使用胃黏膜保护剂，保护和增强胃黏膜的防御机能，还可用一些抗酸剂以提高胃黏膜的保护作用；另外，改善胃动力也是治疗的关键。

一般治疗：慢性萎缩性胃炎患者，不

论其病因如何，均应戒烟忌酒，饮食宜规律，避免过热、过咸和辛辣食物，积极治疗慢性口、鼻、咽部感染病灶，同时避免使用损害胃黏膜的药物，如阿司匹林、消炎痛、红霉素、可的松等，尤其是一些治疗感冒的药物，可能对胃黏膜产生刺激。如果哪种感冒药服用后上腹部不适，嗳气，反酸症状加重，在下次感冒时应该尽量避免服用此种药物。

弱酸治疗：低酸或无酸患者可适量服用米醋，每次 1～2 匙，一天 3 次，或 10% 的稀盐酸，每次 0.5～1 毫升，饭前或饭后服；同时服用胃蛋白酶合剂，每次 10 毫升，一天 3 次；亦可选用多酶片（DPP）或胰酶片治疗，以改善消化不良症状。

抗幽门螺旋杆菌治疗：患慢性萎缩性胃炎时，胃酸降低或缺乏，胃内细菌滋生，幽门螺旋杆菌检出阳性率很高。幽门螺旋杆菌（HP）检出阳性患者，应服抗生素，如阿莫西林胶囊，可直接杀死细菌，丽珠得乐也可选用。常用于清除幽门螺旋杆菌的治疗方法是：三钾二橼络合铋，每次 120 毫升，一天 4 次，服用 4～6 周；羟氨苄青霉素胶囊，每次 0.5 克，一天 4 次；呋喃唑酮（痢特灵）100 毫升，一天 3～4 次。这些药物不仅能清除幽门螺旋杆菌，而且对减轻和消除活动性胃炎有帮助。对幽门螺旋杆菌有治疗作用的药物还有庆大霉素、黄连素、甲硝咪唑、四环素、氟哌酸等。

改善胃动力：改善胃动力是治疗的关键，改善胃动力的药物有吗丁啉、普瑞博思等。这些药物可增加食道下段括约肌的张力，增强胃蠕动，促进胃排空，协调胃和十二指肠运动，防止胆汁反流，调节和恢复肠胃运动，对消除饱胀感、腹胀、餐后不适、上腹烧灼感、恶心等有良好的效果，且副作用小。加强胃黏膜屏障、避免黏膜损害对萎缩性胃炎的治疗尤为重要，可用硫糖铝、胶体铋剂、前列腺素 E（喜克溃）、施维舒等药物。长期服用维酶素，对黏膜保护有一定的积极作用。

五肽胃泌素和激素：五肽胃泌素的作用在于促进胃酸的分泌，可用于治疗低酸、无酸或有胃体萎缩的慢性萎缩性胃炎，剂量为每次 50 微克，早餐前半小时肌注，每天 1 次，第三周改为隔日 1 次，第四周改为每周 2 次，以后每周 1 次，3 个月为一疗程。同时尽量避免抑制胃酸药物的应用。慢性萎缩性胃炎的发病与自身免疫有关，故可以试用短程强的松等做免疫抑制治疗。

其他对症治疗：包括解痉止痛、止吐、助消化、抗焦虑、改善贫血等。对于贫血，若为缺铁性贫血，应补充铁剂。大部分贫血者都是维生素 B₁₂ 或叶酸缺乏，应分别给予补充。方法是维生素 B₁₂ 每日 50～100 微克，连用 20～30 天；叶酸 5～10 毫升，每日 3 次，直至症状和贫血完全消失。

手术治疗：中年以上的慢性萎缩性胃炎患者如在治疗或随访过程中出现溃疡、息肉、出血，或即使未见明显病灶，但胃镜活检病理中出现中、重度不典型增生者，结合患者临床情况可以考虑做部分胃切除。从这类病人的胃切除标本中可能检出早期胃癌。

目前，西医对慢性萎缩性胃炎的治疗主要采用保护胃黏膜、抗幽门螺旋杆菌、增强胃动力及止痛等对症治疗，此外缺乏有效的治疗手段。

以中医药作为本病主要的治疗手段，无论是改善症状还是纠正病变，其治疗的效果都是显著的。

慢性萎缩性胃炎相当于中医所称的胃痞、虚劳和胃脘痛。中医认为慢性萎缩性胃炎是因感受外邪、饮食不当、情绪失调、脾胃虚弱引起的。脾胃主管饮食消化、营养吸收，起着维持人体气息升降的作用，当脾胃虚弱时就会出现食欲减退、气息瘀滞等一系列萎缩性胃炎的症状。慢性萎缩性胃炎的病变以正虚为本，包括气虚、阳虚和阴虚三种基本病变。三种基本病变往往互相交错，表现为气阳虚、气阴虚、阴阳两虚等正虚类型。另一方面，本病还可能存在湿浊、宿食、瘀血、火热、水饮、气滞等邪气因素，使其病变呈现较为复杂

的状况。

本病的基本病变是胃黏膜固有腺体的萎缩，中医学认为在治疗上要抓住关键的两个方面，一方面是阻止腺体的进一步萎缩，另一方面是促进胃黏膜和腺体的生长和再生，这两方面都是根本性的治疗方法。

阻止胃黏膜腺体萎缩：本病腺体萎缩是正气虚弱的表现，而充血、水肿、糜烂等炎性病变在中医看来则属于湿浊、火热、凝寒、瘀血、水饮、气滞、宿食等邪实表现，根据这一认识，在抑制胃黏膜的炎症时，就要根据具体病情，分别应用祛湿、清热、化瘀、散水、行气、消食的方法，临床应用黄芩、黄连、生姜、半夏、枳实、白芍等药物。

促进腺体再生：促进胃黏膜、腺体的

生长和再生是治疗慢性萎缩性胃炎的根本方法。腺体萎缩是正气虚弱的表现，应该用扶正之法，可以随症选用四君子汤、理中汤、益胃散、归脾汤、黄芪建中汤等方剂。治疗慢性萎缩性胃炎一定不要忽略了黄芪、党参、白术、甘草、当归、地黄等药所组成的方剂，因为它们对萎缩变薄的胃黏膜和萎缩的胃壁腺体有促进再生作用。

辨证论治：①脾胃虚弱型。病人出现上腹部隐痛、胀痛，喜温喜按、神疲乏力、食欲减退、进食后腹胀、容易腹泻、舌质淡、舌边有齿印、舌苔薄白、脉细等状，宜采取益气健脾的方法进行治疗，方选六君子汤、黄芪建中汤。②肝胃不和型。病人出现上腹部胀痛（连及两胁）、胸闷不畅、嗳气较多、喜叹息、舌苔薄白、脉弦等症状，症状的发作、加重与情志关系紧密，宜采取疏肝和胃的方法进行治疗，方选柴胡疏肝散。③胃阴不足型。病人出现上腹部隐痛或灼痛，病史久且经常发作，饥不欲食、口干不欲饮、大便干燥、舌红少津、有裂纹、苔花剥或光红无苔、脉细数等症

状，宜采取养阴益胃的方法进行治疗，方选益胃汤、一贯煎。④脾胃湿热型。病人出现上腹部灼热、胀痛、满闷、不思饮食、口渴不欲饮水、口苦口黏、大便不爽、舌质红、苔黄腻、脉弦滑等症状，宜采取清热化湿的方法进行治疗，方选芩连平胃散。

对症治疗：疼痛可以选用金铃子散、良附丸、左金丸、芍药甘草汤、桂枝甘草汤、草豆蔻等；痞满可以选用木香、砂仁、枳实、厚朴、茯苓、丁香、白豆蔻，只要是辛香药物都具有促胃动力、促消化作用；反酸、烧心可以选用煅瓦楞子、乌贼骨、茯苓、瓜蒌、左金丸、芍药甘草汤、栀子甘草汤等；纳差可以选用丁香、木香、砂仁、生姜、二芽、莪术等。适当的对症治疗对于治本大有帮助。

中医治疗萎缩性胃炎一般以3个月为一个疗程，治疗约需2～3个疗程。定期复查也很重要，症状较轻则建议1～2年复查一次，如果症状较重则建议3～6个月复查一次。

（2）预防

慢性萎缩性胃炎患者所食用的食品一定要新鲜并富有营养，保证有足够的蛋白质、维生素及铁质摄入；按时进食，不暴饮暴食，不吃过冷或过热的食物，不用或少用刺激性调味品，如鲜辣粉等。

节制饮酒，不吸烟，以避免尼古丁对胃黏膜的损害；避免长期服用消炎止痛药，如阿司匹林及皮质激素类药物等，以减少胃黏膜损害。

定期检查，必要时做胃镜检查，遇有症状加重、消瘦、厌食、黑粪等情况时，应及时到医院检查。

⊙ 消化性溃疡的治疗与预防

消化性溃疡又称胃、十二指肠溃疡，是胃溃疡与十二指肠溃疡的总称，二者可以同时发病也可以单独发病。发生在胃的叫胃溃疡，发生在十二指肠球部的就叫十二指肠球部溃疡。由于二者的发病机制、症状表现和治疗方法较为相似，故医学上常常合称为"消化性溃疡"。

对本病应采取综合性措施，身心并重。首先，精神因素对消化性溃疡的发生、发展均有重要影响，因此乐观的情绪、规律的生活、劳逸结合以及避免过度的精神紧张，无论在本病的发作期或缓解期均很重要。其次，饮食上要注意细嚼慢咽，避免急食，咀嚼可增加唾液分泌，后者能稀释和中和胃酸，并具有提高黏膜屏障作用。规律进食，以维持正常消化活动的节律。

急性溃疡活动期以少吃多餐为宜，每天进食 4 ～ 5 次即可，一旦症状得到控制，应较快恢复到平时的一日三餐。避免过饱，少吃零食。急性活动期应戒烟酒，避免咖啡、浓茶、浓肉汤和辣椒、醋等刺激性食物以及阿司匹林等损伤胃黏膜的药物。

西药治疗：制酸药可减低胃、十二指肠内溶液的酸度，缓解疼痛，促进溃疡愈合；抗胆碱药能抑制迷走神经而减少胃酸分泌，解除平滑肌和血管痉挛，改善局部营养和延缓胃排空时间，从而有利于食物和制酸剂中和胃酸，但它会延缓胃排空，导致胃泌素分泌增加，故不宜用于胃溃疡；组胺 H_2 受体拮抗剂是目前国内治疗消化性溃疡的首选药；质子泵抑制剂多和甲硝唑及抗生素组成三联疗法，可治疗幽门螺旋杆菌阳性的消化性溃疡。

中医治疗则包括健脾益气、疏肝和胃、清肝泄热、活血化瘀、滋养胃阴、收敛制酸等方法。中西医结合治疗溃疡病具有协同作用，经多种途径达到制酸、解痉、消炎，促进溃疡愈合的效果。

西药治疗溃疡，后期容易复发，而中药巩固疗效的效果好。溃疡病急性发作治愈后，如果进行以健脾益气为主的巩固治疗，从调理脾胃、提高机体抵抗力入手，可以避免溃疡病复发。研究表明，荆花胃康胶丸具有理气散寒、活血化瘀的功效，可以快速缓解腹部疼痛，持久保护肠胃黏膜，可单独或与西药联合治疗胃、十二指肠溃疡，防止复发，疗效显著。

（1）胃溃疡的治疗

一般治疗

饮食要定时，进食不宜太快，避免过饱过饥；戒酒、戒烟亦为治疗的一部分；禁用能损伤胃黏膜的非甾体类抗炎药，如阿司匹林、消炎痛、保泰松等；稳定情绪，解除焦虑。

药物治疗

抗酸剂：主要为碳酸氢钠、碳酸钙、氢氧化铝、次碳酸铋，常用复方制剂有胃舒平、铝镁合剂、胃疡宁、乐得胃、复方钙铋镁等。

胃酸分泌抑制剂：常用的有颠茄、阿托品、山莨菪碱、哌吡氮平、甲氰米胍、法莫替丁、洛赛克。

加强保护因素的药物：常用的有硫糖铝、三钾二枸橼络合铋、生胃酮。

抗菌治疗

由于幽门螺旋杆菌与消化性溃疡的发

病可能有关，所以可加服抗菌剂，如痢特灵等。

手术治疗

手术指征为，经过内科严格治疗不愈的顽固性溃疡，胃溃疡疑是恶变者或有严重并发症、内科治疗不能奏效者。

民间治疗胃溃疡不乏奇方妙药，疗程短，见效快，费用低，既能消除病症，促使溃疡愈合，又可不动手术，愈后不易复发。

中成药疗法

药名：锡类散。

用法：每晚睡前用温开水送服 1～1.5 克。

疗效：连服 1 个月，溃疡愈合率比用西米替丁好，有效率达 91.7%。

药物疗法

处方：生麦芽 30 克，白芍、茯苓各 15 克，海螵蛸 12 克，苍术、陈皮、厚朴、神曲、鸡内金、生姜各 10 克，桂枝、延胡各 6 克，吴茱萸 4 克，龙胆草 3 克，大枣 4 枚。

用法：水煎，一日 1 剂，日服 3 次，15 剂为一疗程。

疗效：用药 1～2 疗程，有效率达 100%。

（2）胃溃疡的预防

胃溃疡的发病与我们的生活方式、生活习惯有着重要关联，想要预防它的发生，就应该纠正和改变自己不良的嗜好，如酗酒、嗜烟、滥用药物等。我们如果能够坚持正确生活方式，加强自我保健意识，注意科学合理安排饮食，避免精神紧张，那么自己的健康就有了相当的保障。

常听一些胃溃疡患者抱怨：我的病刚好，怎么又发作了？其实，这并不足为奇。尽管自 20 世纪 70 年代以来，治疗胃溃疡取得了较好的疗效，但这种疾病愈合后的复发率却很高，常给患者带来很多烦恼。下面这三招可以帮你切实而有效地防止胃溃疡的复发。

歼灭幽门螺旋杆菌。幽门螺旋杆菌感染的持续存在是胃溃疡复发率高的重要原因，所以病人首先应查清是否有幽门螺旋杆菌感染，如确有幽门螺旋杆菌感染，必须加以根除。由于根除幽门螺旋杆菌感染治疗方案有多种，适用于不同的病人，所以不宜自行服药，必须在医生指导下进行正规治疗。这里要提醒读者注意的是，有些病人虽然已无幽门螺旋杆菌感染，但仍有可能复发，或根除后再次感染幽门螺旋杆菌而导致溃疡复发。

必须维持治疗。现在，"无酸无溃疡"的观点仍是治疗消化性溃疡的指导思想。经胃镜检查，确诊为不伴幽门螺旋杆菌感染的胃、十二指肠溃疡患者，在进行正规抗溃疡病治疗 4 ～ 8 星期后，宜转入一段时

间的维持治疗，适当提高胃内 pH，这是预防复发的最重要方法。维持治疗的用药剂量是正规治疗剂量的一半，例如，对处于溃疡活动期的患者，可先用 H_2 受体拮抗剂治疗。维持治疗的时间短则 6 ～ 12 个月（短期维持治疗），长则 5 ～ 6 年，甚至更长（长期维持治疗）。目前，多数医生采取短期维持治疗。也有人认为，更为经济、方便的形式是间歇维持治疗，即在正规抗溃疡病治疗 4 ～ 8 星期后，溃疡愈合后停药，出现复发时再自行服药治疗 4 ～ 8 星期。根据笔者的经验，消化性溃疡刚刚愈合后即采用间歇维持治疗的病人，复发率较高。由于消化性溃疡经常复发，不仅影响病人的生活质量和工作效率，且有小部分病人可能因溃疡多次复发而导致溃疡恶变，得不偿失。因此，消化性溃疡病人在溃疡愈合后宜采用短期维持治疗，而在此后则建议采用间歇维持治疗，即出现症状时自行服药 4 ～ 8 星期，症状消失后停药。

胃溃疡是多发病、慢性病，易反复发作，因而治愈胃溃疡需要一个较为艰难持久的历程，患者除了配合医护人员进行积极治疗外，还应做好自我保健。

避免精神紧张：胃溃疡是一种典型的身心疾病，心理因素对胃溃疡影响很大。精神紧张、情绪激动或过分忧虑对大脑皮层产生不良的刺激，使得丘脑下中枢的调节作用减弱或丧失，引起植物神经功能紊乱，不利于食物的消化和溃疡的愈合。保持轻松愉快的心境，是治愈胃溃疡的关键。

讲究生活规律，注意气候变化：胃溃疡患者生活要有一定规律，不可过分疲劳，劳累过度不但会影响食物的消化，还会妨碍溃疡的愈合。溃疡病人一定要注意休息，生活起居要有规律。溃疡病发作与气候变化有一定的关系，因此溃疡病人必须注意气候变化，根据节气冷暖，及时添减衣被。

（3）十二指肠溃疡的治疗

一般治疗：胃痛初起多与情志不遂、饮食不节有关，因此在预防上要重视精神与饮食的调节。患者要精神愉快，避免精神抑郁或过度紧张；工作宜劳逸结合，防止过度劳累，生活要有规律；饮食切忌暴饮暴食或饥饱不匀，可少食多餐，以清淡易消化的食物为宜，避免辛辣、肥甘饮食及烈性白酒的刺激。对胃痛持续不已者，应在一定时间内进流质或半流质饮食。戒除吸烟等不良习惯，慎用对肠胃黏膜有刺激作用的化学药物。

药物治疗：①H_2受体拮抗剂：常用的药物有西咪替丁、雷尼替丁和法莫替丁，西咪替丁作用最弱，法莫替丁作用最强，雷尼替丁则介于两者之间，严重肝肾

功能不全者应适当减量或慎用。一般情况下，可把一日量在夜间一次服用，西咪替丁剂量为800毫克，雷尼替丁300毫克，法莫替丁40毫克。②质子泵阻滞剂：常用药物是奥美拉唑，常用剂量为每天20～40毫克，该药优于H_2受体拮抗剂的是能抑制幽门螺旋杆菌的生长。③制酸剂：是历史悠久的抗溃疡药物，现仍被应用的有胶体铝镁合剂（氢氧化铝和镁乳合剂），餐间服用可中和胃酸3～4小时，一般采用小剂量给药，每次15～30毫克，一天3次。④增强黏膜防御力的药物：胶体次枸橼酸铋，每次120毫克，每天4次，餐前服，8周为一疗程。此药所含的铋量虽少，但有积蓄作用，故不能长期服用，以免中毒。硫糖铝由于铝能被少量吸收，故肾功能不全者不宜长期服用。⑤杀灭幽门螺旋杆菌药物：临床常用的药物有羟氨苄青霉素、四环素、甲硝唑、庆大霉素等。

手术治疗：由于近年来内科治疗的发展，目前仅限少数有并发症的溃疡患者需考虑手术治疗。手术适应证为：①大量出血经内科紧急处理无效者；②急性穿孔；③内科治疗无效的顽固性溃疡。

验方治疗：①桃仁、五灵脂各15克，

微炒研为末，用米醋做成如豆粒大的丸，每次服 15～20 粒，开水送服，孕妇忌服。治疗血瘀阻络型十二指肠溃疡。②姜黄 18 克，炒香附 15 克，一起研为细末，每次服 2～3 克。治疗气滞胃痛型十二指肠溃疡。③毕澄茄、白豆蔻各等份，研末，每次服 1.5～3 克。治疗虚寒胃痛型十二指肠溃疡。④百合 30 克，丹参 20 克，水煎空腹服。治疗虚热胃痛型十二指肠溃疡。⑤百合 30 克，乌药、元胡各 9 克，水煎空腹服。治疗虚热胃痛型十二指肠溃疡。⑥川乌、草乌各 9 克，白芷、白芨各 12 克，研末，和面少许，调合成饼，外敷于剑突下胃脘部，一昼夜后除去。治疗胃寒疼痛型十二指肠溃疡。⑦暖脐膏（由沉香、小茴香、乳香、肉桂、麝香等组成）每次 1 张，微火化开，贴脐腹部。温中散寒，暖腹止痛。主治脾胃虚寒型十二指肠溃疡。⑧荔枝核烧焦，每 3 克加木香 0.5 克，共研为细末，热汤调服。治疗胃寒气滞型十二指肠溃疡。⑨附子理中丸（附子、干姜、人参、白术、甘草），每次 1 丸，每天 2～3 次。适用于脾胃虚寒型十二指肠溃疡。⑩十香丸（由沉香、丁香、木香、肉桂、元胡、砂仁等组成），蜜丸，每次 1 丸，每日 2～3 次。用于胃寒气滞型十二指肠溃疡。

十二指肠溃疡具有反复发作的临床特点，正确地进行预防护理尤为重要。有关医学专家认为，对幽门螺旋杆菌阳性的十二指肠球部溃疡患者可用 H_2 受体拮抗剂合并抗菌药（如庆大霉素口服片、麦滋林-S 颗粒、胶体铋剂）；对幽门螺旋杆菌阴性的十二指肠球部溃疡患者可用 H_2 受体阻滞剂合并黏膜保护剂（如硫糖铝等）治疗；对难治性十二指肠溃疡可采用质子泵抑制剂洛赛克治疗 4～6 周。以上联合用药对降低球部溃疡的复发率大有裨益。

溃疡愈合后，为预防复发，可采用长程半量服用 H_2 受体拮抗剂，每晚服用，需 6 个月至 1 年甚至更长时间。这种日维持量疗法适用于慢性溃疡且有出血史、经常复发（每年发作两次以上）的老年患者。

对于近三年内经胃镜诊断为溃疡病，每年至少有一次急性发作的 18～60 岁球部溃疡患者，可采用短程治疗后再进行症状性自我疗法（简称 SSC）。

在护理方面，如胃痛持续不已，疼痛较剧烈，应卧床休息，缓解后方可下床活动。出现大量黑便或吐血、便血者，应及时住院治疗，以防不测。治疗虚寒性胃痛的内服汤药宜温服，并应在疼痛发作前服药；郁热或虚热性胃痛，内服汤药则宜稍凉服用；如伴呕吐者，可将汤药改作多次分服。

（4）十二指肠溃疡的预防

防治要点：①应规律进餐，可以少量多次，避免粗糙、过冷、过热和刺激性大的饮食，如辛辣食物、浓茶、咖啡等。②戒烟限酒。③缓解精神紧张。④必要时使用药物促使溃疡加速愈合。有些药物能够使胃酸分泌减少，有些药物会给溃疡面敷上一层诸如铝盐或蛋白质的保护膜。禁用能损伤胃黏膜的药物，如阿司匹林、消炎痛、保泰松等。

建议食品：①螺旋藻：食用螺旋藻后，螺旋藻能够迅速分解成细微粒子，紧贴在胃和十二指肠的黏膜上，形成一层保护膜，由此促进黏膜再生，修复已损伤的黏膜，使胃部倍感舒适。②磷脂：磷脂可促进细胞活化、组织再生。③优质蛋白：优质蛋白中含有全面、丰富、均衡的必需氨基酸，可以很好地解决胃部营养的滋补问题。

食用方法：①轻度溃疡：每日螺旋藻4粒，磷脂4粒，优质蛋白1包，每天早晨食用，连续食用60天为一疗程。②重度溃疡：每日螺旋藻5～10粒，磷脂5～15粒，每日分两次食用，连续食用90～180天为一疗程。

十二指肠溃疡的复发率很高，有报道称，约有40%的患者在治愈后的一个月内复发，三个月内的复发率为60%，半年内的复发率为80%。过去患者到医院就诊，医患共同注意的是如何治疗十二指肠溃疡，今天，治疗溃疡病的药物有了新的进展，但面对如此高的复发率，一个新的课题摆在

了我们面前，即如何预防十二指肠溃疡的复发。预防十二指肠溃疡复发，首先要消除诱发因素，如消除精神紧张，调整饮食，使进餐时间规律化，禁烟戒酒，避免大量摄入对胃有刺激的食物，因为这些因素都可以破坏胃和十二指肠的黏膜保护屏障，使十二指肠溃疡活动，特别是对刚刚治愈的十二指肠溃疡，溃疡局部的黏膜保护层较薄弱，极易受到破坏，所以消除诱发因素尤为重要。

另外一个重要方面就是如何应用药物来预防十二指肠溃疡的复发。以往在这方面有很多的不足，很多医生认为溃疡已经治愈，停止指导病人预防，而众多病人也因溃疡愈合而停止服药，这也是十二指肠溃疡复发率高的重要原因。目前，在预防溃疡复发的理论上，仍以"平衡学说"为主导思想，即攻击因子与防御因子达到平衡，围绕着这一平衡来做预防工作。药物方面也根据这一理论而分为两大类，即抑制攻击因子药物和增强防御因子药物。

在抑制攻击因子药物中，比较有代表性的药物有甲氰咪胍、雷尼替丁、法莫替丁、洛赛克等。甲氰咪胍常用的预防剂量为每次400毫克，每晚一次，连服3个月到半年。在服甲氰咪胍的同时应每个月查一次肝功能。国外有文章报道，连服一年半的甲氰咪胍预防十二指肠溃疡的复发是安全的。这里应当指出的是，国产甲氰咪胍无论效果还是安全性，目前仍比进口甲氰咪胍差。

雷尼替丁的预防剂量是每次 150 毫克，每晚一次，连服半年到一年。理论上雷尼替丁的作用比甲氰咪胍强，但在预防溃疡的复发上，两者效果大致相近。同样需指出的是，国产雷尼替丁无论效果还是安全性都比进口的雷尼替丁差。在用雷尼替丁预防时，应定期复查肾脏功能，一般为 3 个月左右复查一次。

法莫替丁预防剂量为每次 20 毫克，每晚一次，服用时间也在一年左右。

洛赛克目前国内尚无同类产品，进口洛赛克价格昂贵，较难作为预防用药，国外有连服一年安全可靠的报道。

增强防御因子药物，也叫黏膜保护剂，现在越来越多的医生倾向于用这类药物来作为十二指肠溃疡的预防治疗，原因就是它的副作用较少，与抑制攻击因子药物相比，更安全可靠。常用的药物有麦滋林 –S、乐得胃、胃必治、胃必妥、胃必灵、胃康宁、胃速乐、迪乐、得乐、香砂养胃丸等。

上述药物在预防十二指肠溃疡复发方面，以麦滋林 –S 的应用前景最好。麦滋林 –S 是自日本进口的产品，它的主要成分是从绿色植物中提取的氨基酸，它的最大特点是对胃、十二指肠黏膜局部起作用而不进入血液，在黏膜表面起到消炎和促进组织上皮细胞增生的作用，服用方便和无任何刺激味道是其另一特点。麦滋林 –S 已经在北京、上海、广州几家大医院进行了三年多的临床使用，尚未发现明显的副作用。日本十多年的临床应用更证实了它的

安全可靠，且有较好的预防溃疡复发效果。麦滋林 –S 的常用预防剂量为每次 0.67 克，每日 2 次，可连续服药 1 ～ 2 年，服药期间无舌苔和大便颜色的改变。

乐得胃、胃必治、胃必妥、胃必灵、胃速乐和复方甘铋镁这几种药物，在成分和功效上较为接近，常服剂量为每次 2 片，每日 3 次，可连服半年。60% 以上的病人在服用这类药物后有轻重不同的腹泻，且有大便变黑症状，这主要是药物中铋剂的作用，一般停药后都会恢复正常。

胃康宁是广州花城制药厂的产品，属中成药物，其主要成分是甘草素浸膏，它能促进胃、十二指肠黏膜分泌前列腺素，改善黏膜的血流供应，起到保护胃黏膜和消炎作用。常用预防剂量为每次 2 片，每日 2 次，可连服半年。

迪乐、得乐是近几年国内针对幽门螺旋杆菌而生产的药物，属黏膜保护剂的一种，其杀灭幽门螺旋杆菌的作用很不错，由于它们还有促进胃、十二指肠黏膜修复的作用，所以也有人用来预防溃疡的复发。

常用的预防剂量为每次 1 包，每日 3 次，餐前半小时用 30 毫升温开水冲服效果最理想，预防溃疡复发的效果也较好。这两种药物的主要成分是胶体铋，长期服用有胶体铋中毒的潜在危险，所以目前认为迪乐、得乐的服药时间以不超过两个月为宜，最多不要超过三个月。如果在服用迪乐或得乐期间出现头晕、平衡障碍等症状，应立即停药，一般在停药后症状会很快消失。

另外，有报告指出，针灸疗法也能预防溃疡病的复发，特别值得推荐的是耳穴埋豆法，其特点是经济、方便。病人只需每周埋豆一次，减少了服药的苦楚和副作用的危险，但其预防溃疡复发的效果尚待更多的病例加以证实。

总之，预防十二指肠溃疡复发这一问题仍是今后相当一段时间内控制十二指肠溃疡的重点，只有在解决了复发这一问题后，才能说溃疡病得到了控制，而就目前来看，十二指肠溃疡预防工作的重要性要远大于治疗。

⊙ 胃下垂的治疗与预防

胃下垂是指胃的位置异常下垂，人在站立时，胃的位置偏低，胃的下缘垂坠于盆腔，胃小弯弧线的最低点降至髂脊连线（约在肚脐水平线上）以下。主要表现为进食后腹胀、嗳气、恶心、呕吐，腹部下垂并有牵引感和压迫感，腹痛或反射性腰痛，稍食则饱，食欲下降，久之身体日趋消瘦。胃下垂多见于体型瘦长、体质虚弱、腹壁松弛、腹肌薄弱者。

（1）治疗

诊断胃下垂最好的方法是 X 光钡餐造影，可见胃体呈垂直状，蠕动无力，胃内滞留液较多，胃小弯弧线最低点在髂脊连线以下。超声波检查可见胃的下缘下移入盆腔（小腹部位），胃电图描记检查可见胃电波幅值无论在餐前还是在餐后都比正常低。

西医治疗：腹胀、胃排空缓慢者，可服用吗丁啉，每次 10 毫克，每日 3 次，或胃复安每次 5～10 毫克，每天 3 次。试用 ATP 治疗，每日早、午餐前半小时肌注，每次 20 毫克，每日 2 次，25 日为一疗程，间隔 5 天后再进行第二个疗程。必要时放置胃托。

中医治疗：选用毫针柄，在耳壳"肠胃区"按压，寻找敏感点，在此点上加压 2～3 分钟，每日 1 次。艾灸，取气海、关元、足三里、胃腧等穴施灸。

自疗注意事项

①胃下垂患者多数体质虚弱，故自疗时就要"治本"，从改善体质着手，例如，平时要积极参加体育锻炼，运动量可由小到大。

②不要暴饮暴食。食用的食品应富有营养，容易消化，但体积要小，高能量、高蛋白、高脂肪食品适当多于蔬菜水果，以增加腹部脂肪从而托起胃体。减少每次进食量，但要增加餐次，以减轻胃的负担。

③不宜久站和剧烈跳动，饭后宜半平卧半小时。

④卧床宜头低脚高，可以在床脚下垫两块砖头。

⑤性生活对体质衰弱者是较大负担，应尽量减少房事次数。

成药自疗法

①补中益气丸，每次9克，每日3次。

②十全大补膏，每次1汤匙，每日3次，开水冲服。

验方自疗法

①蜜根30克，生姜3片，红糖适量，每日1帖，分两次煎服。

②炒黄芪30克，枳壳15克，甘草10克，每日1帖，分两次煎服。

③肉桂10克，五倍子20克，炒何首乌30克，一起研粉，每次6克，每日1～2次，温水吞服。

④枳壳15克，煎汤服，每日2次。

外治自疗法

①取百会、足三里两穴，用指端及指甲按掐两次，各3～5分钟，每日多次。（百会穴：两耳尖连线在头顶上的中点处。足三里穴：在外膝眼下四横指、胫骨外侧一横指处。）

②代灸膏贴百会、足三里、中脘三穴，隔天调换。（中脘穴：在剑突与脐连线的中点处。）

其他自疗法

每天做仰卧起坐2～3次，每次大约10分钟。

（2）预防

切勿暴饮暴食，宜少吃多餐；戒烟酒，禁肥甘、辛辣刺激之品，宜易消化、营养丰富的食品；不要参加重体力劳动和剧烈活动，特别是进食后；饭后散步有助本病的康复；保持乐观情绪，勿暴怒，勿郁闷；要坚持治疗、食物调理和康复锻炼，要有战胜疾病的信心；要养成良好的饮食习惯，饮食定时定量，体瘦者应增加营养；应积极参加体育锻炼，如散步、练气功、打太极拳等。

⊙便秘的治疗与预防

便秘是指由于粪便在肠内停留过久，以致大便次数减少、大便干结、排出困难或不尽，一般两天以上不排便，可表示有便秘存在；如果每天均排大便，但排便困难且排便后仍有残便感，或伴有腹胀，也应纳入便秘的范围。

便秘时，常出现下腹膨胀、便意未尽等症状，严重者还会出现食欲不振、头昏、无力等症状，这可能与粪便的局部机械作用引起神经反射有关。

（1）治疗

多吃蔬菜、水果、玉米、大豆等食物，增加膳食纤维摄入量，养成定时排便的习惯，加强锻炼，并积极治疗原发疾病，如

肛周疾病等。

交替使用各种泻药，但避免用强烈的泻药。酌情使用容积性泻剂、润滑性泻剂（如石蜡油）、高渗性泻剂（乳果糖、山梨醇等）、刺激性泻剂（蓖麻油、蒽醌类药物）。但要注意的是，此类药物有些不宜久服，最好在医生指导下选择使用。

顽固性便秘可服用轻泻剂，如酚酞双醋酚丁等，或用盐水、甘油、肥皂水洗肠。但长期使用泻药，会产生依赖性，有的泻药还有副作用，因此除非十分必要，最好还是少用或不用泻药。通便药可以选用膨松剂（如麦麸、欧车前等）和渗透性通便剂（如聚乙二醇4000、乳果糖），对慢传输型便秘，必要时可加用肠道促动力剂（莫沙比利等）。

中医治疗按病因分为以下五种

①热秘：大便干结，小便短赤，面红心烦，或有身热，口干口臭，腹胀或痛，舌红苔黄或黄燥，脉滑数。

治法：清热、润燥、通便。

方药：麻仁15克，芍药10克，枳实10克，大黄10克，厚朴10克，杏仁10克。

中成药：新清宁片。

②气秘：排便困难，大便干或不干，嗳气频作，胸肋痞满，腹中胀痛，舌苔白，脉弦。

治法：顺气通滞。

方药：沉香、木香、大黄各6克，枳实、槟榔、乌药各9克。

中成药：开胸顺气丸。

③气虚：大便秘而不结，虽有便意，临厕却努挣乏力，挣则汗出气短，常伴有神疲气虚、肢倦懒言、舌淡苔白、脉弱等症状。

治法：益气、润肠、通便。

方药：黄芪30克，生白术30克，陈皮10克，火麻仁10克，白蜜20克，气虚明显者可加党参10克。

中成药：补中益气丸。

④血虚：大便干结，面色无华，头晕

目眩，心悸健忘，唇舌色淡，脉细涩。

治法：养血、润燥、通便。

方药：当归15克，生地15克，麻仁15克，枳壳10克，肉苁蓉12克，大黄6克。

中成药：润肠丸。

⑤阴虚：大便干结如羊屎状，形体瘦削，口干思饮，或有心悸，颧红，失眠，眩晕，腰膝酸软，舌红少苔，脉细数。

治法：滋阴润肠。

方药：玄参10克，麦冬15克，生地24克，山药20克，山茱萸12克，丹皮9克，茯苓9克，泽泻9克，麻仁10克，玉竹10克，决明子12克，蜂蜜30克。

中成药：增液口服液。

（2）预防与调养

因为粪便主要是由食物消化后构成的，所以通过饮食调节来防治便秘是简单易行的方法。首先要注意饮食的量，只有足够的量，才足以刺激肠蠕动，使粪便正常通行和排出体外。首先是早饭要吃饱，其次要注意饮食的质，主食不要太精太细，要多吃些粗粮和杂粮，因为粗粮、杂粮消化后残渣多，可以增加对肠管的刺激量，利于大便运行。还要注意多吃含纤维素多的蔬菜，因为正常人每千克体重需要90～100毫克纤维素来维持正常排便。可多吃青菜、韭菜、芹菜、番芋等。因为纤维素不易被消化吸收，残渣量多，可增加肠管内容物的容积，提高肠管内压力，增加肠蠕动，有利于排便。

还有就是要多喝水，特别是重体力劳动者，因出汗多，呼吸量大，水分消耗多，肠管内水分必然被大量吸收，所以想预防大便干燥就得多喝水。早饭前或起床后喝一杯水有轻度通便的作用。足量饮水，使肠道得到充足的水分有利于肠内容物的通过。

另外，可多吃含脂肪多的食品，如核桃仁、花生米、芝麻、菜子油、花生油等，它们都有良好的通便作用。

每个人都有各种习惯，大便也不例外，到一定的时间就要排便，如果经常拖延大便时间，破坏良好的排便习惯，可使排便反射减弱，引起便秘，所以不要人为地控制排便感。经常容易发生便秘者一定要注意把大便安排在合理时间，每到时间就去上厕所，养成一个良好的排便习惯。

活动活动，大便自通。散步、跑步、做深呼吸运动、练气功、打太极拳，转腰抬腿、参加文体活动和体力劳动等均可使肠胃活动加强，食欲增加，膈肌、腹肌、肛门肌得到锻炼，提高排便动力，预防便秘。经常劳动的农村老年人很少便秘，而懒于活动、养尊处优的城市老年人便秘者较多，就说明了这个道理。

古代曾用导引术来防治便秘。《杂病源流犀浊》曰："保生秘要曰，以舌顶上腭，守悬壅，静念而液自生，俟满口，赤龙搅动，频漱频吞，听降直下丹田，又守静咽数回，大肠自润，行后功效。"这种方法对于年高体弱之人最为实用。

有关疾病的治疗对预防便秘亦有一定的作用，如过敏性结肠炎、大肠憩室炎、结肠肿瘤、结肠狭窄、甲状腺功能低下、糖尿病、子宫肌瘤，铅、汞等金属中毒等症。

⊙腹泻的治疗与预防

腹泻是消化系统疾病表现出来的一种常见症状。正常人每日或隔日排成形便一次，少数人习惯每日排便2～3次，亦属正常。腹泻是指原来排便习惯改变，排便次数增多，粪便稀薄或含有脓血。如果单纯是排便次数增加而粪便成形，不应称为腹

泻。在直肠便秘时，由于粪便嵌塞于直肠腔内，刺激直肠黏膜，可能出现排便次数增加、里急后重感，这种情况亦不应列为腹泻。

腹泻可分为急性腹泻和慢性腹泻。急性腹泻有较强的季节性，好发于夏秋二季，慢性腹泻是指腹泻超过了3～6周或反复发作。

（1）治疗

一般治疗

治疗腹泻症就是为了平息肠内不规则的运动，因此基本的方法是安静和进食。在腹泻持续期内，为了不使体力下降，有必要补充适当的营养和维生素以及含矿物质类的药品。腹泻病人必须喝大量的水，如生理盐水、角豆树茶、胡萝卜汁及绿色饮料（含叶绿素），以补充因腹泻而失去的水分。一旦腹泻激烈、持续时间长、有脓血黏液等，就得去医院检查，以确定发生病症的具体原因。可以做一次过敏测试，以了解你是否对某种食物过敏。

腹泻有时可能与你服用的药物有关，比如服用了舒解胃灼热的制酸剂就可能引起腹泻。为了避免与治疗胃灼热药物相关的腹泻，建议使用仅含氢氧化铝的制酸剂。除了制酸剂，抗生素、奎尼丁、秋水仙素（抗痛风药）等药也可能引起腹泻。如果你怀疑这些药物或其他药物使你腹泻，应向医生询问。

西医治疗

肠道感染是引起腹泻的重要原因，抗

感染治疗以针对病原体的抗菌治疗最为理想。复方新诺明、氟哌酸（诺氟沙星）、环丙氟哌酸（环丙沙星）、氟嗪酸（氧氟沙星）对菌痢、沙门氏菌或产毒性大肠杆菌、螺旋杆菌感染有效，甲硝唑对溶组织阿米巴、梨形鞭毛虫感染有效。因此，这几种药物常用于急性感染性腹泻，包括预防和治疗所谓的旅行者腹泻。

治疗乳糖不耐受症和麦胶性乳糜泻所致的腹泻，须在饮食中分别剔除乳糖或麦胶类成分；高渗性腹泻的治疗原则是停食或停用造成高渗的食物或药物；分泌性腹泻易致严重脱水和电解质丢失，除消除致病因素外，还应口服和静脉注射补充盐类和葡萄糖溶液，防止脱水；胆盐重吸收障碍引起的结肠腹泻，可用消胆胺吸附胆汁酸而止泻；治疗胆汁酸缺乏所致的脂肪泻，可用中链脂肪代替日常食用的长链脂肪，因前者不需经结合胆盐水解和微胶粒形成等过程，直接经门静脉系统吸收。

常用的止泻药有活性炭、鞣酸蛋白、次碳酸铋、氢氧化铝凝胶等，每日 3～4 次。药效较强的复方樟脑酊（3～5 毫升）和可待因（0.03 克），每日 2～3 次。因久用可成瘾，故只适用于短期腹泻过频的病例。复方苯乙哌啶（每片含苯乙哌啶 2.5 毫克和阿托品 0.025 毫克），每次 1～2 片，每日 2～4 次，此药有加强中枢神经抑制的作用，但不宜与巴比妥类药物合用。氯苯哌酰胺（洛哌丁胺）的药效较复方苯乙哌啶更强且持久，不含阿托品，较少中枢神经反应，

初服 4 毫克，日量不宜超过 8 毫克。培菲康可调节肠道功能。

解痉止痛剂可选用阿托品、普鲁本辛、山莨菪碱、普鲁卡因等药；镇静药可选用安定、利眠宁、苯巴比妥类药物。许多人喜欢用果胶、嗜酸菌、角豆粉、大麦、香蕉、瑞士干酪及各式各样的奇特食物来治疗腹泻，这些东西能约束肠子，延缓其蠕动，但是这只能延长毒素待在体内的时间，而你真正需要的是将引发腹泻的物质排出体外，所以治疗腹泻最佳的方法仍是顺其自然地排掉。

中医治疗

中医根据不同病机有补脾健胃、温补脾肾、清利湿热、温中散寒等多种治法，常用的中成药有胃苓散、保和丸、参苓白术散等。常见的涩肠止泻中药有石榴皮、诃子、椿皮、肉豆蔻、金樱子等。

食物治疗

腹泻时粪便中的水分增加，排便次数增多，粪便排出量增加，还含有脓血黏液。腹泻可引起严重营养缺乏及水、电解质平

衡失调，若饮食安排不当，会延长病期，对健康造成极大影响，因此合理安排饮食对腹泻病人尤为重要。具有止泻作用的食品有糯米、小米、山药、莲子、芡实、栗子、樱桃、大枣、黑枣、柿饼等。腹泻者饮食不可过多，要保证营养，也要让肠胃休息。饮食应少纤维素、少油脂，刺激性食品、煎炸食品、荤腥厚味均属不宜。有人喝牛奶会加重腹泻，可改饮酸奶或豆浆。

急性腹泻可将肠内的有毒物质排出体外，从而产生保护作用，因此不要急于停止腹泻，要等到将体内的有毒物质排除完后再止泻，以免复发。慢性腹泻很有可能潜藏着其他疾病，因此发生慢性腹泻时最好到医院去请医生做详细诊断。另外，因过敏性症候群而引发的腹泻，有必要进行精神上的治疗。

如果不慎染上急性腹泻，应立刻采取治疗措施，急性腹泻治疗不及时，就会转变成慢性肠炎，慢性肠炎可反复发作，很难彻底治愈。因此急性腹泻一定要急治：

①口服黄连素片 3 片，一日 3～4 次。

②口服易蒙停胶囊，首次 2 粒，以后每次腹泻后服 1 粒，直到治愈为止，但每天不得超过 8 粒。

③如无随身携带的药物，可按摩治疗，效果亦十分理想。方法是：病人俯卧，两肘撑在床上，两掌托腮，用枕头或其他软物（约 20 厘米厚）垫在靠膝盖的大腿下，使腰部弯曲；施治者用拇指按在患者的第二腰椎棘突（棘突即脊梁骨上突起的、能用手触到或可看到的隆起骨）的两侧，以强力向脚方向按压 2 分钟，重复一次即可止泻。

患者在腹泻期间不宜为家人做饭烧菜，直到症状消除为止。如厕后要记得将手洗干净，以免传染病菌给他人。

食物中毒后，如果病情较重就需立即去医院，病情较轻时可自疗观察，并注意以下事项：在症状未消失前，不要吃固体食物；多饮水，以补偿腹泻所失的水分，水里不要加糖，若水泻次数较多，1 升水中可加半茶匙食盐；如伴有呕吐，饮水时应一点一点少量地啜饮；不能喝牛奶；不能吃阿司匹林。

（2）预防

把住"病从口入"关，搞好环境卫生及个人卫生是预防腹泻发生的关键，具体应注意以下几点：

①动物性食品或海产品在食用前必须煮熟、煮透，海鱼、海虾、海蟹、海蜇等海产品中常存有副溶血弧菌（又称嗜盐菌），人们吃了未熟透的上述海产品后，可引起副溶血弧菌感染。又如猪、牛、羊、

鸡、鸭等动物内脏、肉、蛋及乳制品常被沙门氏菌污染，因此人们在进食这种酱制品或熟肉制品前应重新加热，以防沙门氏菌感染。

②不吃腐烂、变质的食品。剩饭、粥、乳制品、鱼、肉、蛋等易受葡萄球菌肠毒素的污染，若人们食入可引起葡萄球菌食物中毒，因此剩饭、剩菜等在食用前必须充分加热，从冰箱中取出的食物也应加热后再食用。

③加工生食和熟食的餐具应分开，以避免交叉污染。

④饮用水煮沸后，可杀灭致病微生物。凉拌菜不妨加点醋或蒜。

⑤不在不洁摊位购买食品或进餐，教育儿童从小养成良好的卫生习惯和饮食习惯，饭前、便后要洗手。

⑥要清洁环境，灭蝇、灭蟑。当周围有腹泻患者时，应注意对患者隔离，例如，应隔离痢疾患者至症状消失后一周。患者使用的餐具应同其他家庭成员所使用的分开存放，用后可在沸水中煮沸，以达到消毒的目的。患者使用过的被褥要放到户外让日光照射半小时，这样可起到很好的消毒效果。

⑦适当地服用药物。黄连素片是预防和治疗腹泻的良药，如果在旅途中感到进食后肠胃不适，或进食的食物不太新鲜，或对饮食店的卫生觉得不满意，均可立即服黄连素片 2～3 片，能起到预防作用。

⊙ 胃癌的治疗与预防

胃癌是发病率较高的消化系统疾病，发病原因尚未完全查明，但资料表明，胃癌与环境因素、饮食习惯、癌前病变及遗传等因素有密切关系。胃癌初期可有胃痛、腹胀、嗳气、食欲减退、逐渐消瘦、贫血、恶心、呕吐、肢体困倦、易疲劳等症状。

（1）胃癌的诊断

诊断胃癌除了详细了解病史和进行细致的体格检查外，必须进行有关的辅助检查，这对明确诊断有重要意义。

粪便隐血试验：是早期诊断胃癌的简易方法，90% 的胃癌大便隐血试验阳性。多次检查呈持续阳性，超过一个月，经内科治疗也不转阴者，就要考虑是否胃癌了。本法简单易行，可多次、反复检查，应作为首选方法。

胃液分析：胃癌病人的胃酸较低，胃酸低下的程度与肿瘤大小有关，胃癌体积越大，低酸或无酸倾向越大。

X 光检查：到目前为止，X 光肠胃钡

餐仍是诊断胃癌的基本方法和重要方法，诊断正确率可达80%。采用气钡、纸张双重造影法和多角度摄影法，可提高诊断率。

纤维胃镜检查：纤维胃镜检查结合钳取的活组织检查，是诊断胃癌的最可靠手段。早期癌可只在胃黏膜出现一小片黏膜的轻度隆起、凹陷或强直等轻微变化，提示胃癌的可能性，在局部钳取活组织病理检查，就可确定诊断。

胃癌是我国死亡率最高的恶性肿瘤。临床上遇到的胃癌病例多属进展型胃癌，手术切除术的5年生存率超过90%，如果胃癌都能做到早期手术，就能大大延长胃癌术后的生存时间。因此，力争早期发现胃癌十分重要。为了延长胃癌病人的生存期，提高胃癌的治愈率，必须做到"早期发现、早期诊断、早期治疗"，即所谓的"胃癌三早"。

怎样才能做到"三早"呢？随着近年来的研究进展及诊断技术的进步，早期胃癌的发现率逐渐提高，但并不能完全令人满意，早期癌的诊断仍较进展期癌诊断困难。但如果注意以下几个方面，可能有助于早期癌的发现，便于早期治疗。①有多年胃病史，近期症状加重或疼痛规律突然改变；②无胃病史，短期内出现上腹疼痛、不适、腹胀、嗳气；③无胃病史，突然出现柏油样便、呕吐、呕血、食欲减退、消化不好、乏力、消瘦、胃内灼热感等少见症状；④胃液分析提示低酸或无酸；⑤大便隐血持续阳性且超过1个月。

（2）胃癌分期

胃癌的分期决定于肿瘤在胃壁内浸润的深度，胃从里向外可分为黏膜层、黏膜下层、肌层、浆膜下层和浆膜层。胃癌起源于胃的黏膜层，根据肿瘤浸润的深度，可以把胃癌分为三期：

①早期胃癌：肿瘤浸润仅限于黏膜层或黏膜下层。

②中期胃癌：肿瘤浸润已到达肌层。

③晚期胃癌：肿瘤浸润达浆膜下层、浆膜层或浆膜外。

通常将中、晚期胃癌称为进展期胃癌。

在早期胃癌中，黏膜层癌5年生存率为94.8%，黏膜下层癌为86.4%。中期胃癌5年生存率为69.2%。在晚期胃癌中，浆膜下层癌5年生存率为55.3%，浆膜层癌为33.7%，浆膜外癌为9.4%。

胃癌的预后除了与癌肿浸润的深度有关外，与癌主体的大小也有关。此外，胃癌对周围血管、淋巴管的侵犯和是否向淋巴结转移，也直接影响其预后状况。在早、中、晚期胃癌中，以无血管、淋巴管侵犯或向淋巴结转移者的预后较好。

（3）治疗原则

由于不同期的胃癌手术后5年生存率相当悬殊，故早期发现、早期治疗十分重要。胃癌的治疗原则是以外科疗法为主的综合治疗，按病期不同采取不同治疗原则。

早期：以手术根治切除为主，可酌情配合化疗、中药、免疫等综合治疗。

中期：应该争取做根治性手术或者做姑息性切除术，术后可用中药、化疗、免疫等综合性治疗。

晚期：在病人全身情况允许，又无远处转移，应争取做姑息性切除或短路快捷方式手术，手术后实施化疗、中药等综合治疗。

如有手术禁忌不能手术者，可用中药、化疗、免疫治疗等保守治疗。

胃癌在中医学中属于噎膈、胃痛、反胃等范畴，中医药疗法是胃癌的三大主要治疗方法之一。对中、晚期胃癌实施手术后必须配合化疗和中药治疗，这是目前治疗中、晚期胃癌的重要手段。对不能手术的晚期胃癌，采用中医药治疗就更有必要。

中医治疗胃癌同治疗其他疾病一样，不仅重视肿瘤本身，而且更重视患者的全身情况，根据辨证施治和辨病施治相结合的原则进行治疗。晚期胃癌患者术后大多体质虚弱，这时中药治疗多采用扶正与抗癌药物相结合的原则，可分为以下几种类型来辨证施治：

肝胃阴虚型：表现为胃脘疼痛，呕吐、呃逆，口干口苦，嗳气陈腐，喜冷怕热，饮水较多，大便干结，舌红苔少，脉弦细。方选益胃汤，药用沙参、麦冬、五竹、地黄、当归、川楝子、香附、陈皮、生姜汁，水煎服，每日一剂。

阴阳两虚型：表现为胃脘隐痛，呕吐频繁，口干喜饮，大便干结，全身疲乏，自汗盗汗，气短懒言，舌质淡红，脉象沉细。方选橘皮竹茹汤，药用党参、橘皮、竹茹、沙参、麦冬、生姜、大枣、甘草，水煎服，每日一剂。

脾胃虚寒型：表现为胃脘隐痛、喜暖喜按，朝食暮吐，四肢发凉，神疲懒言，舌淡而润，脉沉迟。方选香砂二陈汤合三父养亲汤，药用广木香、砂红、陈皮、半夏、茯苓、白芥子、莱菔子，水煎服，每日一剂。

以上症候若兼气滞，可入香附、绛香、青皮、川楝子；兼见血瘀，可加归尾、桃仁、赤芍、丹参。

患胃癌的人在化疗期间常出现严重的消化道反应和骨髓抑制，这时采用中药可收到良好的辅助治疗效果。如果病人表现为饮食不香、胃脘饱胀，宜以香砂六君子汤治疗；如果病人表现为胃脘饱胀、胸肋串痛，喜冷饮，宜以逍遥散治疗；如果病人表现为恶心、吐酸水、吐苦水，多属胃热证，可用橘皮竹茹汤治疗；如果病人表现以腹泻为主，属脾虚症，可以参苓白术散治疗。许多病人在化疗过程中出现白细胞下降，血小板减少，贫血、头晕、乏力、手足心发热等症状，属毒损伤气血所致，常选用补气养血、滋补肝肾类药物，如党参、太子参、人参、熟地、当归、鸡血藤、黄精、紫河车、枸杞子、女贞子、山萸肉、龙眼肉、红枣等。

（4）预防

胃癌的发生原因和机理很复杂，至今尚未完全清楚，因此还不能从根本上制止它的发生，但目前已经知道一些危险因素与胃癌的产生有密切关系，消除这些因素就能降低胃癌的发生率。

减少致癌物质的摄入，此外，吸烟、饮酒都能增加消化道癌发生的危险性，戒烟酒可减少癌的发生机会。

注意饮食规律：三餐饮食要有规律，避免过饥过饱，吃饭时要细嚼慢咽，勿偏食，勿吃过烫、过硬、煎炸过焦的食物，防止慢性胃炎、溃疡病等癌前疾病发生。要多吃含维生素较多的绿色蔬菜及含蛋白质高的食物。多吃蔬菜可大大减少胃癌的发生，因为绿色蔬菜中含有大量的维生素C，可抑制强致癌物亚硝胺的形成，维生素E、核黄素、维生素A等均有抑癌作用。

及时处理癌前疾病：①慢性胃炎，特别是萎缩性胃炎要及时治疗和定期复查，伴有重度典型增生者，应及时手术切除。②消化性溃疡，溃疡面直径大于2.5厘米及多发性溃疡，可考虑手术切除，以防癌变。③胃息肉，特别是多发性息肉或直径大于2.5厘米的息肉，要进行手术切除。④残胃炎，胃切除部分后，几乎100%有反流性胃炎，加上胃酸低，细菌繁殖使胃内亚硝胺的生成增加，可促进癌发生。残胃术后15～25年癌的发生率较高，应积极治疗残胃炎，减少胆汁反流。

防止精神因素致癌：精神心理因素对癌的发生有重要影响。中医称"噎膈是神思间病，多属忧思郁怒所致"，美国医学家也通过动物实验证明精神刺激对癌的发生有促进作用，所以保持精神愉快、心情舒畅、少发怒等是防癌的重要原则。

⊙ 急性肠炎的治疗与预防

从字面上看来，急性肠炎是肠的炎症，而大部分原因是由于细菌或病毒感染而引发的病症，是夏秋季的常见病、多发病。

病情轻的时候，经过一两天绝食便可治愈，由于腹泻而导致水分的流失，所以应尽量多喝点开水以补充水分。症状若减轻时后，可多食粥类清淡易消化食物，然后再慢慢恢复正常饮食。病情严重时，就应该去就医了。如找到致病菌，应按药物药敏试验用药，或选用黄连素0.1～0.2克，或PPA0.5～1.0克，3～4次/日，口服。对症治疗，腹痛可用阿托品。脱水病人应予补液，并注意纠正电解质紊乱和酸中毒。发生休克者应按休克处理。

急性肠炎的常用治疗药物

①解痉止痛：腹痛可用解痉剂，如口

服阿托品 0.3～0.6 毫克或普鲁苯辛 15 毫克～30 毫克，或肌肉注射山莨菪碱 5～10 毫克，或安腹痛 1 支。②抗菌消炎：如细菌感染，应选用抗生素药物，如黄连素 0.3 克，每日 3 次，复方新诺明，每次 1～2 片，每日 3～4 次。氟哌酸 0.1～0.2，每日 3 次。庆大霉素 16 万单位，口服，每日 3～4 次。若剧烈呕吐或明显失水时，给予静脉滴注葡萄糖盐水。酸中毒时适当静点 5% 碳酸氢钠溶液。上消化道出血时应补液或输血、冰水洗胃、口服制酸剂。

成药的简易治疗法

①香连化滞丸 1 丸，每日 2 次。用于湿热壅滞、腹痛腹泻，或下痢赤白、里急后重。或加味香连丸，主清热化湿，化滞止泻。寒湿阻滞型腹泻用香砂养胃丸，每次 6 克，每日 2 次。食滞肠胃者用越鞠保和丸，每次 6 克，每日 2 次。脾胃虚弱者用香砂六君子丸，每次 6 克，每日 2 次。甘温益气、健脾养胃。②茯苓 15 克，黄连 6 克，泽泻 5 克，苡米 15 克，车前子 15 克，葛根 15 克，滑石 15 克，甘草 3 克，用于湿热腹泻。③焦三仙各 10 克，槟榔 10 克，白蔻仁 10 克，莱菔子 10 克，丹参 10 克，薄荷 6 克，大腹皮 10 克，元胡 9 克，煎汤饮用，每日 1 剂，主治食滞肠胃，腹痛腹泻。

急性肠炎的一般预后良好。由于沙门菌属感染的急性肠炎，肠胃道反应剧烈，肠道内的致病菌被迅速排出体外，因此，毒血症症状一般较轻，病人多于短期内自行恢复。部分病人由于机体抵抗力差，或患有一些慢性病或接受了肾上腺皮质激素、免疫抑制剂等治疗，致使身体抵抗力下降，则病菌可自肠壁侵入血液引起菌血症，造成较严重的感染。对急骤暴泻者要及时补液，并注意纠正电解质酸碱平衡，否则会有不良后果，对老人和婴幼儿尤应注意。

积极开展卫生宣教工作，勿进食病死牲畜的肉和内脏。肉类、禽类、蛋类等要煮熟后方可食用。加强食品卫生管理，变质及被沙门菌属污染食品不准出售。搞好饮食卫生，认真注意食品制作卫生，防止食品被污染。做好水源保护，饮水管理和消毒。

加强锻炼，增强体质，使脾旺不易受邪。心情舒畅，保持肠胃功能平衡。节饮食，以利脾胃受纳吸收功能。慎起居，避风寒乃阴平阳密，精神乃治。

⊙ 溃疡性结肠炎的治疗

溃疡性结肠炎可能发生在任何年龄，但大部分发生在 15～40 岁的女性。在大肠中，浅在、多发性的溃疡从直肠开始，一直蔓延到大肠的全部。溃疡性大肠炎有时会和大肠的细菌感染疾病相混淆。

刚发作时，自己可以用热水袋或温湿毛巾置于腹部，以减轻痉挛痛，尝试降低心理压力。因此病不易分辨，应尽快进行透视检查，进一步确定好诊断。知道是溃疡性大肠炎后，原则上若发作情况很糟糕，需要入院接受治疗，以确保安全，还要接受心理咨询。因腹泻而引起的营养流失和血液也应得到补充，从而要采取措施。作为药剂，也可使用磺硫胺剂和副肾皮质激

素。若全部穿透了大肠时，或发生综合征时，有必要进行切除手术。不要使用阿司匹林类的药物，因其会增加出血的危险性。在急性期发作时必须卧床，但在症状改善后必须尽快恢复日常的活动。切记不要饮用酒精类的饮料，在早期治疗时，避免牛奶或乳制品类的食物。

⊙过敏性肠道综合征的治疗与预防

紧张能带给肠胃很坏的影响，由于大肠的过分敏感，只要有一点心理上的负担，大便排泄便变得不稳定，这种病症叫作过敏性肠道症候群。对于过敏性肠道综合征，大致分为三种类型：腹泻型、便秘型以及腹泻与便秘相互反复型。特别是慢性腹泻，是综合征的原因而引起的，此为常见的病症。

轻松而悠闲地生活时便不会患上过敏性肠炎。治疗此病，第一就是要精神放松。其次就是有规律的饮食时间，食用不刺激肠道的食品以及节制脂肪的食品。睡眠不足也可引起肠的节奏紊乱，因此睡眠要好，不要疲劳过度。在使用药品上，应用能吸住肠内废气及精神安定的药剂。

知识小百科

别让三类食物弄伤你的胃

1.变质牛奶

据了解，牛奶变质主要发生在运输过程中，在运输过程中牛奶很难保证一直处在冷藏状态下。在常温下的这段时间，牛奶中的细菌已经大量繁殖，再放进冰箱，虽然细菌繁殖速度减慢，但牛奶还是受到了污染，这就是为什么现在喝牛奶很容易产生不适反应的原因。

2.生猛海鲜

和其他食物比起来，吃鱼虾及贝类特别容易造成肠胃问题。一是这些食物特别容易变质，二是它们特别容易被病原菌污染，三是人们偏好海鲜的生猛鲜美，喜欢生食，少了一道加热杀菌的程序，自然容易被病菌感染，严重的甚至可能造成中毒。

3.毒蘑菇

毒蘑菇的毒性非常强，中毒的临床表现复杂多样，一般分为胃肠炎型、神经精神型、溶血型、脏器损害型、日光性皮炎型五种类型，其中脏器损害型最为严重，死亡率极高。野生蘑菇是否有毒，人们是很难识别的，常因误食而中毒。毒蘑菇中毒多发生在野生毒蘑菇生长的阴雨季节，以散发为主。食用干毒蘑菇也可引起中毒。以前判断毒蘑菇的特征是颜色鲜艳，有疣点、斑点等，但这些都不能作为鉴别毒蘑菇的标准。为了避免毒蘑菇中毒的事件发生，人们不可随便采食或轻易食用不认识的蘑菇。凡食用野生蘑菇后在短期内出现恶心、呕吐、腹痛、腹泻的，应尽快就医，彻底催吐、洗胃、导泻，有条件者应尽早施行血液净化手术。

第 2 章

防治肠胃病的2大营养攻略

　　脂肪、蛋白质和糖类是人体三大能源物质。合理摄取脂肪、蛋白质和糖类，能够维持身体的营养均衡。同时，维生素、纤维素、矿物质及微量元素等也是人体所必不可少的。那么，肠胃病患者体内究竟需要哪些营养成分呢？

攻略 1

合理摄取三大营养成分，保持营养均衡

脂肪、蛋白质、糖类是人体的主要能量物质。人体的生命活动所需要的能量大部分都是从这三者中获取。但是这三种营养成分并不是越多越好，而是要合理摄取，保持营养均衡。

⊙脂类

脂类是脂肪、胆固醇、磷脂、脂蛋白、糖脂的总称。脂类是人体需要的重要营养素之一，是构成人体各种细胞的主要成分之一。脂肪含量占人体总重量的 15% 左右。脂肪是由甘油和脂肪酸构成的甘油三酯，其中脂肪酸又分为饱和和不饱和脂肪酸，不饱和脂肪酸又分为单不饱和和多不饱和脂肪酸。具体来说，脂类的供给受民族、地区、饮食习惯，以及季节、气候条件等所影响，变动范围很大。脂类物质的具体作用在于可供给我们热量，构成我们身体组织，供给我们必需的脂肪酸，协助脂溶性维生素吸收利用，储存热量。此外，脂肪可以隔离器官与关节，填充和避免摩擦，对人体起到一定的保护作用。如果脂类缺乏，就会导致皮肤无光泽、表皮变厚且易剥落；性功能、生殖能力减弱；毛发变得干燥、稀少。含脂肪较多的食物主要有动物油，如猪油、鱼肝油；植物油，如菜油、花生油、豆油、芝麻油。肉类、蛋、黄豆等也含有脂肪。

⊙蛋白质

蛋白质是一切生命的物质基础，占人体重量的 16%~20%，它在体内不断的合成与分解，是构成、更新、修补组织和细胞的重要成分，是人体的重要组成部分。蛋白质经常处于自我更新的状态，人体没有储存蛋白质的特殊场所，肌肉是蛋白质的"临时调节仓库"。蛋白质由 22 种氨基酸组成，其中有 9 种是人体自身不能合成的，必须从饮食中摄取，称为必需氨基酸。其他 13 种为非必需氨基酸。氨基酸组成的数量和排列顺序不同，使人体中蛋白质多达 10 万种以上。它们的结构、功能千差万别，形成了生命的多样性和复杂性。蛋白质的含蛋白质较多的食物主要有动物性食物中以蛋类（鸡、鸭、鹅、鹌鹑蛋）、瘦肉（猪、羊、牛、家禽肉等）、乳类（人、羊、牛乳）、鱼类（淡水、海水）、虾（淡水、海水）等含量丰富。植物性食物中以黄豆、蚕豆、花生、核桃、瓜子含量较高，米、麦中也有少量的蛋白质。

⊙糖类

主要作用为：构成和修补肌肉、内脏、皮肤、毛发、大脑、血液、骨骼等人体组织和器官；人体的代谢、更新也需要蛋白质；帮助伤口愈合也要大量的蛋白质；维持机体正常的新陈代谢和各类物质在体内的输送；维持机体内的体液平衡；免疫球蛋白可维持机体正常的免疫功能；构成人体必需的催化和调节功能的各种酶和激素的主要原料；维持神经系统的正常功能，如味觉、视觉和记忆；提供热能，但这并不是蛋白质的主要功用。膳食蛋白质缺乏可能会引发消化吸收不良、腹泻；肌肉松弛、缺乏弹性、皮肤粗糙、无光泽；低血压、贫血、手脚冰凉；肌肉萎缩；免疫力下降；伤口不易愈合；儿童时期可见体形矮小、智力发育障碍。蛋白质长期不足还可造成营养性水肿，严重者可导致其死亡。

但是，如果蛋白质过量的话，在体内不能贮存，多了机体无法吸收，将会因代谢障碍产生蛋白质中毒甚至死亡。素食者或少食肉类者、孕妇、手术后病人、老年人、糖尿病患者、高血压患者、心脑血管疾病患者、减肥者、儿童青少年都需要补充大量的蛋白质。

糖类又称碳水化合物，是由碳、氢、氧3种元素构成的一大类化合物，是提供人体能量的主要物质，也是人类从膳食中获取热量最经济最主要的来源。对成人来说，一般认为有效碳水化合物的供给以占机体中总能量的60%～70%为宜。糖类主要来源于谷类、薯类、豆类、坚果类等。膳食不均衡，有可能会导致缺乏碳水化合物，会引发心脑血管疾病、癌症等病，消化道疾病增多，如便秘、肠癌、痔疮等。含碳水化合物较多的食物主要有谷类（米、面、玉米）、淀粉类（山芋、土豆、芋头、绿豆、豌豆）、糖类（葡萄糖、果糖、蔗糖、麦芽糖）、还有水果、蔬菜。

攻略 2

防治肠胃病的11种营养素

除了三大能源物质以外，人体还必须摄取营养素以及微量元素，这样才能够保持人体的健康与活力。对于肠胃病患者而言，摄取适量的营养素与微量元素对于肠胃的养护至关重要。

TOP 01 ⟫ 膳食纤维

◎促进消化，清除体内废物

●功能
预防大肠癌，降低血脂，防治便秘，痔疮减轻体重，减缓血糖上升，预防癌症。

●作用
零热量、有饱腹感膳食纤维一进入胃中，体积膨胀，易令人产生饱腹感，且可使食物停留在胃部时间增长，并减缓消化作用。促进肠道蠕动，预防便秘。膳食纤维进入肠道中，增加粪便量，纤维可增加粪便容积，因而能刺激大肠壁肌肉蠕动。因具保水作用，使粪便湿润柔软，迅速排出体外，减缓葡萄糖与胆固醇的吸收。吸附胆酸，促进胆盐排泄。

●食物来源
木耳、仙草、新鲜蔬菜、新鲜水果。

●每日建议摄取量
成人：25～35毫克。

●缺乏时的症状
便秘、血脂过高、肥胖。

●营养小叮咛
膳食纤维摄取过多会产生胀气，干扰矿物质吸收，尤其老人与儿童更要注意新鲜蔬果、五谷类的摄入量。

TOP 02 ⋯⋯>>> **维生素A**

◎增强免疫力，增强对呼吸性感染的抵抗力

● **功能**

维持牙齿及骨骼的生长，维持身体各组织、器官、黏膜正常运作，调节上皮组织细胞的生长，防止皮肤黏膜干燥角质化，帮助子宫内胎儿正常发育，预防夜盲症及视力减退，治疗眼球干燥及结膜炎等各种眼疾，具有抗氧化的功能。

● **作用**

维生素A能够促进机体生长和牙齿骨骼的发展，促进消化，调节表皮及角质层的新陈代谢，减少皮脂溢出，淡化色斑，去除皱纹。维生素A能够维持正常适应黑暗能力和视觉，预防夜盲症及视力减退。

● **食物来源**

动物肝脏、鱼肝油、小鱼干、鳗鱼、黄绿蔬菜、花椰菜、红白萝卜、芦笋、南瓜、甜瓜、西瓜、芒果、杏仁、蛋、牛奶。

● **每日建议摄取量**

成年男性：600微克（约70克南瓜的量就足够）。

成年女性：500微克（约60克南瓜的量就足够）。

● **缺乏时的症状**

皮肤干燥且粗糙，呼吸道易感染，泪液分泌不足，出现夜盲症，长期缺乏且未接受治疗者可能会失明。

● **营养小叮咛**

维生素A与B族维生素、维生素D、维生素E及钙、磷、锌一起配合服用，最能发挥功效。β–胡萝卜素是脂溶性维生素，和油脂一起摄取才能够发挥功能。烹煮的时候，可适当油炒，或加入牛奶混打成汁，也是不错的选择。

TOP 03 ·······»» 维生素E

◎ "血管清道夫"，提高人体免疫力，抗氧化作用

●功能
防止动脉硬化，抗衰老，美白，保湿，预防不孕、早产，改善男女性生殖问题。

●作用
促进胆固醇代谢，稳定血脂，维生素E可促进脂质分解、代谢的活性，有助于食物的消化与分解，缓解肠胃压力。对抗脂质氧化，预防动脉硬化。可加强抗氧化能力，减少巨噬细胞的产生，而巨噬细胞正是形成斑块，造成血管硬化、病变的元凶。抗凝血，保护血管内皮细胞。维生素E有很强的抗氧化作用，能够清除自由基，延缓细胞衰老，滋润皮肤，消除色斑，保持青春光彩。增强肝脏的解毒能力，保护机体，缓解疲劳。维生素E是细胞呼吸的必需促进因子，可保护肺组织免受空气污染，提高机体免疫力。

●食物来源
未精制过植物油、小麦胚芽、胚芽米、鲜酵母、蛋黄、肉、奶、蛋、绿色蔬菜、坚果、干果、黄豆、其他豆类。

●每日建议摄取量
成年男性每日12毫克，女性10毫克。

●缺乏时的症状
溶血，细微的贫血，神经、肌肉功能损伤及营养不良、不孕等。

●营养小叮咛
每天补充1~2次。维生素E多含于植物油中，生吃最能有效摄取；不可与阿司匹林等抗凝血剂同服，长期服用会造成心力衰竭；维生素E本身没有毒性，但是服用太多太久会耗尽储存在体内的维生素A。

TOP 04 »» **维生素C**

◎维生素C是知名度最高的营养素，被誉为神奇的"万灵药"

● 功能

促进消化，预防感冒，抗氧化，促进胶原蛋白形成，消除压力，降低血压，预防黑斑产生。

● 作用

维生素C能够增强免疫系统功能，增加机体的抗病能力；可加速胃肠蠕动，促进消化；能够促进体内铁的吸收，分解叶酸，预防坏血病，维持组织细胞的正常能量代谢并且调节细胞内氧化还原过程，促进心肌利用葡萄糖和心肌糖原的合成；能够加速手术后的恢复，治疗外伤、灼伤、牙龈出血，可以减弱许多能引起过敏症的物质的作用。

● 食物来源

新鲜水果蔬菜，如鲜枣、刺梨、草莓、山楂、土豆、西红柿、荔枝、柑橘、桂圆、枸杞等。

● 每日建议摄取量

成人正常100克，孕妇怀孕早期应摄取100克，中期与晚期应摄取130克。

● 缺乏时的症状

皮肤长斑老化，容易疲倦，坏血病，牙龈出血，胶原蛋白流失；严重缺乏维生素C会导致坏血病，表现为毛细血管脆性增加，牙龈肿胀与出血，牙齿松动、脱落，皮肤出现瘀血点与瘀斑等症状，还会出现暂时性关节疼痛、激动、婴幼儿生长发育停顿、贫血、呼吸短促。

● 营养小叮咛

维生素C摄取后会在2～3小时排泄掉，最好将一天摄取量分次食用；可能影响降胆固醇药物疗效；最好还是由天然食物中摄取；生长期儿童服用大量维生素C，日后容易患骨病。

TOP 05 ▶▶▶ 维生素B₁

◎分解和代谢糖类，促进细胞再生

●功能

参与脂肪和糖类的代谢，维持神经系统的作用，降低乳酸在肌肉中的累积量，维持胃功能以及消化能力，保持正常食欲。

●作用

维生素B₁是重要的辅酶，主要参与糖类及脂肪的代谢，它可以帮助葡萄糖转变成能量，同时有利于肠胃对食物的吸收；能够抑制胆碱辅酶的活性，维持肠胃道的正常蠕动和消化腺的分泌，在神经传导中起到一定的作用；能够缓解牙科手术后的疼痛，减轻晕车、晕船症状，并且可以治疗脚气。

●食物来源

猪肉、鸡肉、动物肝脏、豆类、花生、全谷类、酵母、小麦胚粉、葵花子、黑芝麻、榛子、蛋类、绿色蔬菜。

●每日建议摄取量

成人：1.2毫克（约15克猪肉的量就足够）。

●缺乏时的症状

食欲不振、消化不良、疲劳、神经质、全身无力、多发性神经炎、注意力不集中、易怒、心脏肥大。

●营养小叮咛

维生素B₁怕高温，容易在烹煮过程中被破坏，最好控制火候。加工过细的谷物中的维生素B₁将大量流失；维生素B₁在人体内仅停留3～6小时，多摄入的部分也不会贮藏在体内。必须每天补充。生吃某些鱼类，或饭后服用胃酸制剂，会造成其他食物中维生素B₁的流失。

TOP 06 ▶▶ 维生素B₂

◎加速脂肪排除，阻断胆固醇来源

●功能

帮助减重，改善粉刺、青春痘，保健肌肤，保护视力，预防白内障，解决下痢、消化不良、缓解阴部瘙痒、肛门烧痛等不适，治疗脚气，防治脱发。

●作用

维生素B₂向来有"皮肤的维生素"之称，可有效促进身体机能及细胞的新生，使皮肤黏膜及毛发健康生长，因此可解决面疮、粉刺等问题；对细胞进行氧化还原作用，协助红血球与抗体的产生，因此大至抗癌、解毒，小至消除疲劳、改善偏头痛，维生素B₂皆功不可没；参与机体内三大营养素的代谢过程，与热能代谢直接相关，能促进机体发育和细胞的再生，促进皮肤、指甲、毛发的健康生长；能够增进视力，减轻眼睛的疲劳。

●食物来源

绿色蔬菜、五谷杂粮、牛奶及乳制品、肝脏、坚果类、豆类、肝脏、黄鳝、麦片、香菇、猪腰、蛋、牛奶、奶酪等。

●每日建议摄取量

成人：约1.6毫克。

●缺乏时的症状

皮肤过敏发炎，眼睛无光，白内障，头晕，消化不良，口角炎、舌炎。

●营养小叮咛

由于维生素B₂多余部分不会蓄积在体内，所以需要每日补充，摄取高热量食物时，应该增加摄入量，凡长期腹泻、吃素、喜好高油及高糖食物者、糖尿病患、怀孕妇女、长期服用避孕药者，以及抽烟、饮酒、喝咖啡等习惯者，都需特别加强补充；同时摄取维生素B₂、维生素B₆、维生素C效果会更好。但是维生素B₂也不宜摄取过量，否则会出现瘙痒、麻痹、刺痛、灼热等症状。

TOP 07 ········》》》 维生素B6

◎稳定情绪，增强体内抗体

●功能

制造抗体及红血球、胃酸的制造，稳定情绪，代谢蛋白质，帮助色氨酸变成烟碱酸，协助大脑与神经的葡萄糖供应。

●作用

参与蛋白质、脂肪和糖的代谢，降低血液中胆固醇的含量，能够防止各种神经、皮肤的疾病，解除忧郁症、缓解夜间肌肉痉挛、抽筋麻痹等各种手足神经炎的症状，能够减轻抗癌药和放射治疗所引起的恶心、呕吐或妊娠呕吐等，能够预防、治疗婴儿惊厥，治疗白细胞减少症，是天然的利尿剂。

●食物来源

鸡肉、鲑鱼、熟青花菜、熟菠菜、香蕉、牛奶、豆类、花生。

●每日建议摄取量

成年男性：1.6毫克（约5根香蕉的量就足够）。

成年女性：1.4毫克（约4根半香蕉的量就足够）。

●缺乏时的症状

贫血，肾、膀胱结石，经前症候群，易患帕金森氏症，脂漏性皮肤炎。婴儿表现为急躁、肌肉抽搐和惊厥，成人表现为脂溢性皮炎、口角炎等症状；对于老人而言，认知能力降低，容易患老年痴呆症。

●营养小叮咛

冲洗谷类与蔬菜的时间要短，避免过度冲洗，以免维生素B6流失；维生素B6在烹饪中容易流失，最好控制烹煮时间，勿过长；烟碱酸与维生素B1、维生素B2及维生素B6同时补充，可以加强效用；同时摄取维生素B6、烟碱酸以及维生素C、磷，可增进维生素B2作用，尤其精神易紧张者更需如此；罐装蔬菜的维生素B6会降低一半以上，所以要尽量少食罐装蔬菜。维生素B6在

人体内只停留8小时，所以应该每天补充。

TOP 08 »» 钙

◎构成骨骼和牙齿的主要元素

●功能

调节神经兴奋性，控制肌肉收缩，维持规则性心跳，协助体内铁的代谢。

●作用

钙能够促进人体新陈代谢，对肠胃起到一定的保护作用。

●食物来源

虾米、排骨、黄豆、豆腐、牛奶、小鱼干、绿色花椰菜、酸奶。

●每日建议摄取量

成人：1000毫克。

●缺乏时的症状

易骨折，经常腰背酸痛、腿部疼痛，骨质疏松症。

●营养小叮咛

当钙摄取量过多时，会影响镁的吸收。

TOP 09 »» 镁

◎人体新陈代谢的必需元素

●功能

构成骨骼主要成分之一，调节神经细胞，参与体内细胞能量的转移与储存。

●作用

镁可以帮助肠胃的消化及对营养物质的吸收。

●食物来源

坚果类、空心菜、牛奶、小麦胚芽、燕麦、糙米。

●每日建议摄取量

成年男性：360毫克；成年女性：315毫克。

●缺乏时的症状

易暴躁、紧张，经常头痛，失眠或睡眠品质不好。

●营养小叮咛

食用过多动物蛋白，磷摄取过多便会产生镁不足的现象。

TOP 10 »铜

◎人体必需的微量元素

● 功能

保持血管弹性，减少脂质氧化。

● 作用

铜是负责胆固醇和糖分代谢酶的重要组成。

● 食物来源

坚果类、豆类、五谷类、蔬菜、动物的肝脏、肉类、鱼类等。

● 每日建议摄取量

成人：0.9毫克。

● 缺乏时的症状

神经系统退化，贫血，脸色发白，齿摇。

● 营养小叮咛

铜摄取过量会造成血管硬化。

TOP 11 »烟碱酸

◎烟碱酸同属B族维生素，可由人体合成

● 功能

抑制胆固醇和甘油三酯降低血压，消除口臭、口角发炎，治疗晕眩和耳鸣。

● 作用

促进脂蛋白的代谢，改善血脂状态，加速胆固醇的排出。

● 食物来源

肝脏、瘦肉、全麦食物、干果、核桃、梅子、酵母、猪腰、小麦胚芽、鱼。

● 每日建议摄取量

成人：10～15克。

● 缺乏时的症状

头痛，全身无力，皮肤粗糙，对光线敏感，健忘烦躁，体重减轻。

● 营养小叮咛

有肝病、肝功能受损问题者不宜服用。

第 **3** 章

20个关于肠胃病食疗的问题

对于肠胃病的饮食，你了解多少？什么食物该吃？什么食物不该吃？什么食物可以多吃？什么食物可以少吃？什么因素对于肠胃病有影响？什么食物来调节保养肠胃效果好？

问题 1 饥饿对胃的健康有影响吗

饥饿对于胃的伤害很严重，所以要预防肠胃病就要记得规律进食，不要让胃处于饱胀或饥荒的状态。

胃的病变通常是由食物引起，但食欲也是判断胃是否健康的一种标准，缺乏食欲时可认为胃的活动陷入迟缓状态。如果胃的运动（蠕动）衰弱，食物长时间停在胃里，而不能通往十二指肠，胃始终在饱满状态中，人便会缺乏食欲。虽然胃里空空如也，倘若胃液的分泌缺乏，纵使看见食物，由于胃液引起的空腹信号没有出现，结果也引不起食欲。患有胃弛缓症者，因为胃的运动机能低下，消化不良，故有食欲不振的现象。

因此，人们认为没有食欲是胃病变的表现，这样食欲便成了健康的标志。但另一方面，食欲旺盛也不能代表胃很正常。当人一饥饿，肚子便会"咕咕"作响，这是因为没有吞食食物而胃在蠕动，空气在胃中来回活动所发出的声音，我们平常所说的"肚子饿得咕咕叫"就是这个意思。当然，胃液的分泌也从这时开始了，如果这时我们还不吃点什么食物填饱肚子的话，那么胃便会产生疼痛的感觉。

问题 2 空腹喝碳酸饮料对肠胃有什么影响

空腹喝碳酸饮料，在刺激的同时会很大程度地伤害肠胃，引发疾病，所以尽量少喝碳酸饮料，更不要空腹喝。

碳酸饮料中加入了很多糖分，但是因为加入了碳酸，而且又是冷饮，所以就不觉得很甜。据调查，含果汁50%的一瓶橘子汁（250毫升）中，糖分竟高达50克，一个角砂糖大约5克，一瓶橘子汁中就大约含6～10颗这样的角砂糖。如果一口气喝

下去，胃就难以承受。同时，碳酸饮料中所含有的碳酸可刺激胃液的分泌，所以空腹喝了这些碳酸饮料，自然就会造成胃糜烂。因此，空腹时还是少喝碳酸饮料为妙，尤其是有胃溃疡的人更应注意，以免刺激胃液分泌。

问题 3 饮酒对肠胃的健康有影响吗

这就是所谓的"小喝怡情，大喝伤身"。要控制酒量，保持良好心情品酒。

酒被认为是百药之首，确切地说，饮酒是解除紧张最好的良药。另外，酒精可以刺激胃黏膜，促进胃液的分泌，吃饭前饮用适量的啤酒或白酒有助于消化。同时，因啤酒中含有蛇麻草（一种芳香料）和二氧化碳，这些也有促进胃液分泌的功能，所以可以说酒是很好的消化促进剂。

但是，饮酒必须有节制，古语说："饮酒适量少生病。"所谓适量，就是说饮酒的量要以不损害健康为原则。如果超过摄入量痛饮的话，对肝脏的损害率就会明显增加，还会造成慢性酒精中毒，引起多发性神经炎、心肌病变、脑病变、造血功能障碍等疾病；神经系统受到侵犯后，中枢神经抑制过程减弱，大脑皮层功能紊乱，久而久之可造成智力和记忆力减退、判断力下降，有时还会出现妄想等精神病症状；食欲减退，摄取蛋白质及维生素不足，可造成营养不良；如果是胰岛素依赖性糖尿病患者，大量饮酒后会出现低血糖，甚至有死于昏迷的病例。

以上对酒精的营养价值和酒中含有的有害成分对人体的危害做了大体说明，但千万不要以为由于酒有营养，所以喝得越多越好。

特别要禁止的是喝闷酒和勉强应酬喝酒。这是因为，人在愁闷时紧张、郁闷情绪积压在心中，对胃已造成很重的负担了，再喝酒，这对胃来说无疑是雪上加霜。没有充分的准备而勉强应酬喝酒，这样一杯接一杯地灌下去，对胃造成的伤害会更大。

喝酒后容易下痢的人，首先，要减少摄入的水分，即要戒掉狂饮、闷喝的不良习惯，改喝较淡的酒；其次，为了减轻胃和肝脏的负担，应一面吃干奶酪、鱼、肉、豆腐等富含蛋白质的下酒菜，一面喝酒，觉得口渴时可喝些茶。

啤酒是最好的促进消化剂，酒精与碳酸都可促使胃液分泌，饭前喝些啤酒有益健康。法国人习惯在饭前喝些起泡的酒，以助消化，可以促进食欲。

平时喝酒要设法将酒的浓度降低到20%以下，这种酒才适合饮用。淡淡的酒精，对胃黏膜的局部有作用。

空腹时边嚼些巧克力糖边喝白兰地酒，酒易与巧克力的砂糖混合，引起胃炎。如想在酒精的冲击下保护胃的安全，最好拿鱼及干酪作为下酒菜，这可以适度地保护胃壁。

在酒席开始前最好先吃些馒头、饮些茶水，因为它们的甜味很淡，可防止胃壁受到酒精的侵扰。总之，一面吃些味道不浓的食物一面喝酒的方式最好。

当然，也不要因为酒中含有对人体有害的成分，就吓得不敢沾唇。只要是适量地饮酒，对人体不仅无害，而且有益。

当然，如果你发现自己有溃疡，且胃状况不佳时，一定要禁酒。在这种情况下，如果真的想要喝酒的话，也只能边吃饭菜边饮用少量的酒，像伏特加这样的烈酒就要尽量喝淡一点。另外，喝酒之前吃一些奶酪，能包住胃壁，这样对胃是大有好处的。

问题 4　吸烟对肠胃的健康有影响吗

"饭后一根烟，赛过活神仙"是不正确的，抽烟导致肠胃受伤害，机体功能降低，从而导致各种各样的肠胃病。

吸烟容易得肺癌，这是一个不争的事实，但其实吸烟不仅影响人的肺部健康，也一样会影响到人的肠胃健康。

抽烟被视为肺癌的元凶，其实烟不仅影响肺部，它还会刺激脑，进入胃后就会刺激胃壁，使胃液分泌旺盛，这无疑是导致胃溃疡的罪魁祸首。

尼古丁也可对支配胃运动的自律神经产生很大影响，尼古丁作用于自律神经从而使血管收缩、胃内血液流动状况恶化、减弱胃的运动，以致胃液分泌不均衡。

抽烟如果再加上情绪紧张，得胃癌的机会就会增加。比如司机在工作时时刻刻都处在紧张状态中，故他们的胃大半都不是很健壮。又因为驾驶会使头脑兴奋，而不必移动身体，结果就会很快陷入空腹状态，使胃液的分泌增加。故如果自己开车会紧张或疲劳，还不如改为搭车，这样对肠胃会比较好。

吸烟会导致胃、十二指肠溃疡的发生，

因为吸烟会削弱胃黏膜的保护因素，香烟中的尼古丁能引起胃黏膜血管收缩，使黏膜缺血、坏死，溃疡形成。同时，吸烟能降低胰液和胆汁中碳酸氢根的含量，增加胃酸和胃蛋白酶的分泌；吸烟还可导致胆汁和十二指肠中其他内容物通过幽门反流入胃，就是所谓"十二指肠胃反流"，反流的物质刺激胃黏膜，引起胃黏膜损害及碱性反流性胃炎，增加溃疡病的发病率。

据统计，吸烟者的溃疡病发病率为不吸烟者的 2～3 倍，而且，持续吸烟不利于溃疡的愈合，还会让溃疡病复发。为此，溃疡病患者在接受药物治疗的同时，一定要戒烟。

有人喜欢饭后"腾云驾雾"，说什么"饭后一支烟，胜似活神仙"，事实上却并非如此，饭后抽一支烟不但没有一点好处，反而是害处很多。吸烟是一种不良的嗜好，消化性溃疡病人如有吸烟的习惯，更是极

其有害，所以最好能戒烟，如果实在戒不了的话，也要尽可能地减少吸烟的数量。

我们在上文已经介绍了吸烟对胃的危害，饭后吸烟会给已经受伤的胃增加不必要的负担。当人处在不情愿做某事或慌张的时候，很容易增加吸烟的次数，这种吸烟方式被认为是最不好的方式。烟也可刺激大肠、心和肝，而且对于肠胃也是有百害而无一利。

如果吸烟者每天吸烟 20 支以上，那么就很容易患上胃病，容易导致慢性浅表性胃炎，其原因有四个方面：①尼古丁可使胃黏膜下血管收缩、痉挛，使黏膜缺血、缺氧，胃黏膜血流量减少是破坏胃黏膜完整性的重要因素之一。②尼古丁可使幽门括约肌松弛，运动功能失调，胆汁反流，反流到胃内的胆汁能破坏胃黏膜的自我保护屏障，造成黏膜糜烂，导致炎症。③吸烟还能增加胃蠕动和促进胃酸分泌，在胃黏膜屏障被破坏的基础上，胃酸又加重胃黏膜的损害。④吸烟能抑制胃黏膜合成前列腺素，前列腺素可增加胃黏膜的血流量，促进毒素的清除，抑制胃酸分泌，有利于损伤的胃黏膜修复，而前列腺素的合成减少，会导致胃黏膜的保护因素减弱，容易使胃黏膜屏障遭到破坏而发生胃炎。

总之，吸烟可破坏胃黏膜的保护因子、增强攻击因子，从而产生胃溃疡。吸烟还会使溃疡愈合时间延长，并会促进其复发。有人研究，如果胃溃疡治愈后停药，一年

后统计复发率，吸烟者为 95%，而不吸烟者为 58%。由此看来，吸烟对消化性溃疡的发生和治疗有巨大影响。因此，有吸烟嗜好的胃溃疡病人应戒烟，如果实在不能马上戒烟也应逐渐减少吸烟量，并注意不要在狭小、密闭的环境内吸烟。

因此，为了你的健康，最好的方法便是戒烟！

问题 5 狼吞虎咽对肠胃健康有影响吗

狼吞虎咽的进食方式不可取，细嚼慢咽才能让食物充分消化吸收，从而降低肠胃负担，保护肠胃。

有人吃东西特别快，可谓是狼吞虎咽，结果是食物在嘴里咀嚼不完全，加重了胃的负担，容易造成胃溃疡和胃炎；另外，由于咽得太快，一些坚硬、尖锐的食物容易卡住喉咙；吃东西快还容易产生胀气的问题。细嚼慢咽能促进唾液分泌，唾液有一定杀菌及防癌功能，所以吃东西还是得细嚼慢咽。

首先，细细咀嚼能使食物与唾液充分结合，而唾液具有帮助和促进食物消化的功能，可以减轻胃的消化负担。其次，唾液中含有 10 多种酶、多种维生素、矿物质、有机酸和激素等。据国外学者最新研究发现，这些物质具有一种新功能——解毒防癌，其中以过氧化物酶、过氧化氢酶和维生素 C 的解毒功能最强。据科学家研究发现，在唾液中加入亚硝基化合物、黄曲霉素毒、苯并芘、烟油、肉类烧焦物等强致癌物，这些致癌物细胞的变异原性在30 秒钟内即完全丧失。此外，对化学合成的食品添加剂的毒性，唾液也有明显的解毒功能。

唾液是食物的天然"消化剂"，又是天然的"防癌防病剂"，我们应该充分利用它，所以吃饭时一定要细嚼慢咽，让我们的唾液为我们的身体健康服务。

问题 6 面包比米饭更容易消化吗

不管是柔软可口的米饭，还是精细香甜的面包，采取正确的进食方法，并且能够被身体所消化吸收才是最好的。

我们人类生存最基本的一点就是饮食吃饭。食品在肠胃中经过消化吸收，便成了生活中的能量和动力。而掌握这一关键的肠胃一旦恶化，自然就会引发各种各样对身体有损害的疾病。

肠胃功能弱的人，因其米饭积压在胃中，便认为吃面包比米饭好一些。但其实确切地说，与各种食物停留在胃中的时间比较，面包只是停留的时间比较短，即使与菜一起吞食，面包也会比黄油、鸡蛋、牛奶等高价值营养的食品能更快速地到达胃部，因此才有以上的看法。但是，米饭当含水分量多时就会变得柔软，一旦加工成食品，就很容易为人体所吸收消化。

因此得注意，在菜中应多用些豆制品等易消化的良质蛋白质。另外需注意的是，最好不要添加太浓的调味品。也不要在吃饭时吃特别咸的菜。太拘束于米饭或面包并不必要，要补充自己身体所需的能量。

问题 7 多食醋对肠胃病患者有什么好处

醋能够调味，增加食欲，同时能够健脾益肾，对于肠胃也有好处，所以应当多食用醋。

醋作为调味品，可以改变菜的性质和味道。如煮鱼时放点醋可以软化鱼刺，去除鱼腥味；吃凉拌菜时，醋不但能使味道变得鲜美，还可抑制细菌生长；用醋浸渍食品，可以使食品的味道更可口。

吃醋还可去油腻。醋味能刺激鼻子和口腔黏膜的感受器，这种刺激经神经反馈给消化系统和全身，能增加食欲并帮助消化。醋还可以使蛋白质和脂肪的肽链变短、分子变小，让人体更容易吸收。

醋除了有调味、增加食欲、帮助消化的功效外，在医疗上也有很多作用。中医认为，醋有健脾益肾、敛肺的作用，通过健脾治肝炎，通过益肾和敛肺治疗脑贫血。

中医还认为，醋有软坚作用，能消痈、消瘰疬，醋的收敛性可消肿治疮癣。醋中含有大量的磷、钙、铁、蛋白质、碳水化合物等营养物质，是人体营养来源之一，所以常吃醋是有益身体健康的。

问题 8　吃剩饭对肠胃有什么影响

剩饭会伤害我们的肠胃，即使偶尔吃剩饭也应当采取合适的处理方式。

我们常吃的米饭所含的主要成分是淀粉，淀粉在口腔内被唾液淀粉酶水解成糊精及麦芽糖，经胃进入小肠后，被分解为葡萄糖，再由肠黏膜吸收。

淀粉在加热到60℃以上时会逐渐膨胀，最终变成糊状，这个过程被称为"糊化"，人体内的消化酶比较容易将这种糊化的淀粉分子水解。但糊化的淀粉冷却后会发生"老化"，老化的淀粉分子若重新加热，即使温度很高，也不可能恢复到糊化时的分子结构，人体对这种老化淀粉的水解和消化能力都大大降低。所以，长期食用这种重新加热的剩饭容易产生消化不良甚至导致胃病。

消化功能减退的老人、婴幼儿、体弱多病者及患有肠胃疾病的人，最好不吃或少吃重新加热的剩饭。另外，含淀粉的食品最容易被金色葡萄球菌污染且很适合金色葡萄球菌生长繁殖，因此吃剩饭易引起食物中毒，轻者出现恶心、呕吐、腹痛、腹泻等症状，重者会出现剧烈腹泻、脱水，甚至出现休克。

那么，应该如何处理剩饭呢？首先应将剩饭松散开，放在通风、阴冷的地方，待温度降至室温时，放入冰箱冷藏。早上的剩饭中午吃，中午的剩饭晚上吃，尽量将饭的贮存时间缩短在5~6小时以内。吃剩饭前要将剩饭彻底加热，应在100℃下加热30分钟。

还有，经热加工过的食物通常都有部分维生素流失，而且加热的温度越高、次数越多，维生素流失也就越多，所以长期吃剩菜剩饭很容易造成营养不良。

问题 9 糖对肠胃的健康有影响吗

当人体摄入太多糖时，身体就会受影响，而肠胃同样也会被损伤。防治肠胃病就应该尽量减少糖的摄入量。

人人都知道，人体吸收过多的糖会影响健康，但糖对肠胃也有损害这一事实知道的人可能就不太多了。糖一含入口中，口中便有涩涩的感觉，这是因为糖具有高渗透压的缘故。用糖浸渍水果，糖便通过水果细胞膜而吸尽水果的水分，然后再进入到水果中去。糖对水果的这种吸取与渗透情况，与对人体的情况非常相似，糖会把细胞内的水分吸出再进入细胞中，从而造成糖汁。人体如果吸收太多糖，就会把胃壁置于这种糖汁里，结果就使胃壁白黏黏一片。所以吃多了糖不但对人没有好处，反而还会引起胃病。

问题 10 容易诱发胃癌的食物有哪些

胃癌患者有很多东西都是要忌食的，只有将食物加以恰当的选择，才能够不让病情继续恶化。

胃癌如果早期发现的话，还有十分大的可能性治愈。但是如果是晚期，对患者的生命有很大的威胁。根据现代医学研究表明，人们患上胃癌，主要是不健康的饮食习惯造成的，而有些食物特别容易诱发胃癌，我们应当尽量少吃，最好不吃这些食物。

比如腊肉、火腿、酸菜、酱菜和咸菜等腌制食物。这些腌制食物在人们的饮食中经常出现，但其实它们含有致癌物质——亚硝胺，我们在平时应该少吃。南方常吃的熏肉、熏鱼等食品含有一种物质叫做 3，4- 苯并芘，极容易引发呼吸道癌和胃癌。熏制的时间越长，其致癌物质含量就越多。此外，焦煳的食物中也含致癌物质。

如果经常食用过烫、过硬的食物，会对胃黏膜造成伤害，从而导致癌物质侵入身体。

我们在避免食用以上食物时，也要注意自己的饮食习惯，不能暴饮暴食，要注意个人饮食卫生。要想有一个健康的身体、健康的胃，面对腌制、熏制食品的诱惑，就该勇敢地抵制。平时多注意饮食营养的搭配，不要挑食、偏食，更不要食用过烫、过硬的食物。

问题 11 什么时候吃晚餐最好

晚饭应当什么时候吃，吃什么，怎么吃成为肠胃病人关心的话题。其实晚餐吃得对、吃得健康是有规律可循的。

晚餐要真正吃得好、吃得健康也不是什么难事。

首先，晚餐少吃，具体吃多少依每个人的身体状况和个人的需要而定，以自我感觉不饿为度。晚餐千万不能吃饱，更不能过撑。晚餐的时间最好安排在晚上 6 点左右，尽量不要超过晚上 8 点，8 点之后最好不要再吃任何东西，饮水除外。并且，晚餐后 4 小时内不要就寝，这样可使晚上吃的食物充分消化。

其次，晚餐应选择含纤维和碳水化合物多的食物。晚餐时应有两种以上的蔬菜，如凉拌菠菜，既增加维生素，又可以提供纤维；面食可适量减少，适当吃些粗粮；可以少量吃一些鱼。

最后，晚上尽量不要吃水果、甜点、油炸食物，尽量不要喝酒。不少人有晚餐时喝酒的习惯，这种习惯并不利于健康，过多的酒精在夜间会阻碍新陈代谢，因酒精的刺激胃得不到休息，会导致睡眠不好。

需要特别注意的是，晚餐不要食用含钙高的食物，如虾皮、带骨小鱼等，以免引发尿道结石。

问题 12 刺激胃的食品有哪些

肠胃病患者不能吃辛辣刺激的食物，但进食适量的辣椒，对于肠胃却是有保护作用的。

国外曾有人做过这样的试验，一组健康志愿者进食含有大量胡椒的意大利馅饼后，分别于餐后的 6 小时、8 小时、24 小时进行三次纤维胃镜检查，发现在餐后 6 小时、8 小时这两个时段，胃黏膜呈充血、水肿改变，餐后 24 小时，胃黏膜出血糜烂。当胃黏膜出血糜烂时，就很容易转化成急性胃炎，若长期如此，则很易发生癌变。

当患有慢性胃炎、胃溃疡的病人求医时，医生往往劝告他们在饮食上应注意避免食用辛辣食物。辛辣食物是指辣椒、鲜姜、葱、蒜、花椒、大料等具有一定刺激性的食物。我国湖南、四川等地的居民有进食大量辣椒的习惯。麻辣是四川菜的一大特色，深受海内外人士的喜爱。我国的山东、河南一带有食生葱、生蒜的习惯，而一般家庭也有用辛辣食物调味的习惯。除辛辣食物外，长期饮浓茶，猛喝烈酒，时常进食过冷、过热、粗糙的食物都会使胃黏膜划破、损伤，甚至发生糜烂，点状出血。特别要指出的是，高度酒能溶解胃黏膜上的脂质，对胃黏膜有直接的化学性损害作用，临床上合并大出血或合并胃穿孔的溃疡复发，大多是因酗酒造成的。胃

健康的人吃适量的辣椒不但不会损伤胃黏膜，还会加速胃黏膜的血液循环、增加前列腺素的合成，从而对胃黏膜起到一定的保护作用。但是，患肠胃病的人如果一次进食大量的辣椒，辣椒中的辣椒碱等成分会对胃黏膜及溃疡面产生刺激作用，使胃局部血管发生充血、扩张，刺激神经末梢产生疼痛感，甚至导致胃出血，使病情加重。

东方人的胃比起欧美人的胃显然要细腻很多，这个事实可以从内视镜中观察到，也可以通过解剖胃来证实，彼此的差异很明显。例如用内视镜检查时，发现欧美人的胃最多能灌入 3 升的空气，空气放出时又会很快缩成一团，而中国人的胃不但不能灌入那么多的空气，且空气放出时缩小的速度也特别慢。

关于这一现象的原因，有专家认为是由长期的饮食习惯造成的，东方人长期以淀粉及植物性蛋白质为主食，所以才形成这种胃袋。所以东方人这种纤细的胃一旦容纳太多辛辣的食物、浓咖啡及使喉头灼烧般的烈酒，胃壁便很容易糜烂。所以，在你还不觉得胃不舒服以前，最好不要染上吃刺激性食物的习惯，否则你将会后悔莫及。

在全世界范围来说，中国人患胃癌的比例都非常高，这一现象的确切原因仍在查证中，但这一现象与中国人的胃过于纤细有关却是不争的事实。

问题 13 不吃早餐对肠胃有什么影响

早餐要吃好，不吃早餐的人群中，肠胃病的发生率很高。为了预防肠胃病的发生，一定要吃早餐。

人经过一夜睡眠，到早晨时肠内食物早已消化殆尽，急需补充，如果不吃早餐必会使消化系统的生物节律发生改变，肠胃蠕动及消化液的分泌发生变化。消化液没有得到食物的中和，就会对肠胃黏膜产生不良的刺激，引起胃炎，严重者可引发消化性溃疡。还有，如果早餐吃不好，午餐必然饭量大增，就会造成肠胃道负担过重，导致胃溃疡、胃炎、消化不良等疾病发生。有胃病的人一定要注意早餐的质量和用餐方法，以利于胃的保养和康复。

从中医角度看，要想护好胃，吃早餐时应该注意以下两点：

①早餐要吃热。吃热食能保护胃气。中医说的胃气，其实是广义的，并不单指胃，还包含了脾胃的消化吸收能力、后天的免疫力、肌肉的功能等。早晨，人体的肌肉、神经及血管都还处于收缩的状态，假如这时候你再吃冰冷的食物，就会使体内各个系统更加挛缩、血流更加不顺，天长日久你就会发现怎么也吸收不到食物的精华，好像老是吃不饱，或是大便老是稀稀的，或是皮肤越来越差，或是喉咙老是隐隐有痰不清爽，时常感冒，小毛病不断，这就是伤了胃气、伤了身体抵抗力的缘故。

②早餐搭配要合理。"合理"指的是富含水分和营养。早餐应该吃热稀饭、热燕麦片、热羊乳、热豆花、热豆浆、芝麻糊、山药粥等，再配着吃些蔬菜、面包、三明治、水果、点心等。

牛奶容易生痰、容易过敏，不适合气管、肠胃、皮肤差的人及潮湿气候地区的人饮用。谷类食品在体内能很快分解成葡萄糖，可补充一夜后可能产生的低血糖，并可提高大脑的活力及人体对牛奶、豆浆中营养素的利用率。适量的鸡蛋、豆制品、瘦肉、花生等，不但可使食物在胃里停留较久，还能使人精力充沛。水果和蔬菜不仅补充了水溶性维生素和纤维素，还可以中和肉、蛋、谷类等食品在体内氧化后生成的酸根，让身体达到酸碱平衡。

问题 14 空腹喝咖啡对肠胃有什么影响

咖啡中所含有的胃液分泌剂对于胃的伤害很大，为了预防和治疗肠胃病，咖啡要尽量少喝为妙。

有些人习惯早晨起来就先喝一杯咖啡，在咖啡店里聊天，也以喝咖啡为主。咖啡里含有咖啡因，喝几杯咖啡就会使大脑机能兴奋，增进思考力，解除疲劳，这是一般人的想法。

咖啡里含有一种强有力的胃液分泌剂，饭后喝杯咖啡有助于肉类的消化，但若空着肚子或在午后3点左右喝咖啡，对胃实在没有好处。因为东方人的胃很纤细，如果在空腹时喝咖啡，胃受到刺激分泌胃液，但又没有食物供其消化，就会引起胃壁糜烂，导致胃溃疡的发生。

其实，中国人的胃非常不适合喝咖啡，根据最近的研究资料表明，咖啡里含有的若干物质都跟东方人的胃不相合。也有许多例子证实，胃病患者因为不再喝咖啡而能自然治愈糜烂与溃疡。凡是胃不正常的人还是少喝咖啡为妙，万不得已时，最好加些牛奶进去，以防万一。

问题 15 吃太烫的东西对肠胃有什么影响

太烫的饭菜由于温度很高而不宜进食，经常吃太烫的食物容易引起胃炎。

在严寒的冬天，有些人习惯一面对烫的食物吹气，一面匆匆忙忙地吞进去，这跟德国人的饮食方式有极大的差异。德国人的晚餐是把黄面包切成薄片，中间夹上肉片及腊肠，一面用刀叉切碎一面吃，还附些萝卜干、干酪、生菜等，全都是冷的食物。

德国的冬天也很寒冷，但因为德国人吸取了大量的蛋白质，而蛋白质的特殊作用就在于使身体产生热量。所以，在冬天也不用吃烫的食物来防寒。

在人体的各种器官中，以口的耐热度最高。烫得连手都不敢碰的开水照样能慢吞吞地喝下去。倘若人跳入 80℃ 的热水中，全身都会被烫伤，但将 80℃ 的热水喝入口里，口腔却安然无事。喜欢烫的刺激并不是好现象，因为很容易引起食道与胃部的炎症，患上食道癌的人大多喜欢喝热汤。当然，话虽这么说，但我们也不必太紧张，只要平时养成不吃太烫的食物的习惯就行了。

烫食使口腔黏膜充血，损伤黏膜造成溃疡；烫食对牙齿也有害处，易造成牙龈溃烂和过敏性牙病；太烫的食物还会损伤食道黏膜，刺激黏膜增生，留下的瘢痕和炎症还可能引起恶性病变。很多肿瘤专家的研究都表明，癌症实际上就是在慢性炎症的基础上发展起来的。

问题 16 就寝前吃东西对肠胃有什么影响

当身体进入睡眠状态，也请让你的肠胃休息休息或是给它一些合适的食物以免伤害。

一般的保健书上都写着，就寝前不妨放心吃东西，吃夜宵绝不会妨碍胃的健康，也不会引起消化不良。此说的根据是，婴儿饿了就会醒，只要喝完奶，又舒舒服服地睡着了；蛇吃完猎获物时就睡着不动。但是，婴儿及蛇的胃跟我们成人的不同，婴儿的胃里有一种特殊的酵素，这种酵素可以消化牛奶，且胃液呈弱酸性。成人在就寝前吃东西（牛奶除外），会使食物的消化受影响。因为在睡眠中胃液分泌会下降，故不能促进胃的活动，如果吃些不易消化的食物，到次日清晨食物仍然会留在胃里，以致影响早餐的食欲，继而造成不规则的饮食习惯。

话虽如此，但在深夜饥饿会使人辗转难眠，肚子里一旦空空如也，这个信号会立刻传到脑中枢去，然后便会睡不着觉。虽然如此，但也不表示在就寝之前可以放心吃东西。在这种情况下，只要像婴儿一样喝些牛奶（温牛奶）就行了。牛奶有"满腹"的感觉却不会增加胃的负担，喝开水也无妨，肚里唱"空城计"就是胃液分泌的证据，水分可以冲淡胃液，所以能够缓和饥饿感。如果这样仍嫌不够，不妨吃些容易消化的饼干。高级饼干的糖分能够提高血液中的血糖，压抑脑的兴奋，故能令人安然入睡。

问题 17 季节的变化对肠胃病患者的饮食有影响吗

春夏秋冬，季节变化，肠胃的保养方法也要随着改变。采取合理的保护肠胃的方法是我们保养肠胃的首要前提。

胃病和天气、季节变化有着很大的关系，不同的季节，我们养护胃部的侧重点也有所不同，只有做好不同的养胃措施，我们的胃才能更健康。

中医认为，春季属"木"，相对应于人体则属"肝"。春季的"木"应欣欣向荣，如肝气不舒、郁而不达、气机不畅，可发生胃痛诸症。春天是胃病（包括胃、十二指肠溃疡）、肝硬化等疾病伴消化道出血的高发季节。

有胃病的人在这个季节一定要格外注意以下事项，以预防胃病的发作：保持愉快心情、乐观，避免抑郁、焦虑、生气等情绪及心理状态。《内经》里"怒则肝气乘矣，悲则肺气乘矣，恐则脾气乘矣，忧则心气乘矣"，"怒则气逆，甚则呕血及飧泄"等，讲的就是因情志失调而引发胃病；戒烟酒，忌食生冷肥甘及粗糙、过硬、过酸、辛辣等刺激性食物，避免暴饮暴食或饥饱失调、饮食不规律等不良习惯；慎用对胃有刺激的药物，如激素、阿司匹林、保泰松和一些抗凝药等，过于苦寒的药物如龙胆草、苦参、黄连等，也要慎用；劳逸结合，适当锻炼身体，增强体质；食疗，经常用薏仁、山药、大枣、茯苓、芡实等煮粥饮用，可以健脾补气、强身健体。

到了夏季，人体的免疫机能就处于一种比较衰弱的状态，这与气温升高、食欲下降、营养物质摄取不足等有关。而夏季高温高湿，食物容易腐烂、变质，是细菌、真菌等微生物大量繁殖的黄金季节，饮食起居稍有不慎，便会引发消化道、呼吸道的感染，所以要注意以下事项：避免过度劳累，保持充足的睡眠。劳累会破坏机体免疫平衡，加重胃的负担，容易引发胃炎；不宜在空调环境中久待，空调房中不是自然风，而且空气污浊，易使胃受凉，引发胃炎；胃病患者的饮食应以清淡、营养丰富的食物为主，多吃新鲜易消化的食物，少吃油腻、油炸、辛辣食物，除蔬菜水果外，可多吃山楂、食醋等酸的东西；切忌饮酒，因为酒是胃病复发最主要原因之一；

防止病从口入，生吃蔬菜、鱼或海鲜都会让胃承受不住，因此夏季要少吃生食；要注意个人卫生，饭前便后要洗手，不喝生水。

秋季凉爽干燥，胃病易复发。肠胃道对寒冷的刺激非常敏感，如果防护不当，就会引发肠胃道疾病或使原有的胃病加重。那么，秋季该如何养胃呢？

秋凉之后，要特别注意胃部保暖，及时添加衣服，夜晚睡觉应盖好被子，以防腹部着凉而引发胃痛或加重旧患。

"人食五谷杂粮，孰能无疾？"饮食入口，首先影响的就是胃。胃黏膜血管丰富，具有对食品的储存、消化和运送功能，所以饮食不调是引起胃病的重要因素。专家们指出，在胃病的诸多发病因素中，饮食占有极为重要的地位，这也是胃病与其他疾病不同的地方。

进食时应做到以下几点：以温、软、淡、素、鲜为宜，做到定时定量、少食多餐，使胃中经常有食物和胃酸进行中和，从而防止胃酸侵蚀黏膜和溃疡面而加重病情；不吃过冷、过烫、过硬、过辣、过黏的食物；细嚼慢咽可以减少粗糙食物对胃黏膜的刺激；注意饮食卫生，杜绝外界微生物对胃黏膜的侵害；尽量吃较精细、易消化、富有营养的食物。

专家认为，人的情绪、心态与胃炎、消化性溃疡的发生与发展密切相关，因此预防胃病要讲究心理卫生，保持精神愉快和情绪稳定，避免紧张、焦虑、恼怒等不良情绪对胃的刺激。同时应注意劳逸结合，防止过度疲劳而影响胃病的痊愈。

加强体育锻炼有利于改善肠胃道血液循环，增强体质，提高对气候变化的适应能力，减少发病的机会。

临床实践证明，某些中西药物的刺激可使溃疡面扩大，病情加重。因此，应禁服强的松、地塞米松、阿司匹林、保泰松、消炎痛、防风、威灵仙等对胃黏膜有强烈刺激性的药物，如因病需要服用这些药物，应饭后服用。

冬季天气寒冷，胃病患者要特别注意，因为严寒的天气容易诱发胃炎。

要注意做好保暖工作，晚上睡觉要盖厚重的被子，防止腹部受凉。出门时，要做好御寒的措施，多加衣服，戴上手套和帽子。骑摩托车及自行车的胃病患者忌衣着单薄，最好用一个护兜保护腹部。

冬季天气很冷，很多人都喜欢摄取热量高的食物来提升身体的温度，但大量的高热量食物会增加肠胃的负担，而且冬季胃部的消化功能会减低。冬季气温骤然变冷，人体受到冷空气刺激后，胃酸分泌会大量增加，抵抗力亦会随之降低，滥饮滥食最容易引发胃病，嗜辣者和好吃冷饮者应特别注意。

要经常保持精神愉快、乐观、心理健康，避免焦虑、恐惧、紧张、忧伤等不良情绪对胃的刺激。

体育锻炼要适当，不要进行过于剧烈的运动。

问题 18 过量食用大蒜对肠胃有什么影响

很多食物不管营养或食疗效果多么好，都会物极必反，大蒜同样要适量进食。

大蒜是目前较流行的一种健康食品，因为大蒜具有振奋精神的效果，所以人们把它视为健康食品。确实，大蒜中含有一种叫蒜素的物质，具有深度抗真菌、消炎的作用，有助蛋白质的消化，所以它对一些慢性炎症，如慢性胃炎、慢性咽炎、慢性前列腺炎等都具有非常好的辅助疗效。如果只把它用做调味品或药物，是没有什么问题的，但盲目地相信它的妙用必然有害，因为大蒜是会溶化胃壁的食物。有一种饮食性胃炎即是指大蒜通过引发胃炎而造成急性胃溃疡。所以，任何对身体有利的食品都不能过量，否则就会对身体有害。

问题 19 牛奶对肠胃有什么影响

过量饮用牛奶，会伤害肠胃，要适当地食用且选择正确科学的方法，才能够让牛奶的营养进入我们的体内。

牛奶是一种营养价值很高的食物，它含有丰富的维生素、矿物质、钙和蛋白质，对人体的生长发育十分有益，能够保持人体健康。但如果我们盲目地饮用牛奶或者过量饮用，就有可能会出现腹泻的症状。

这样就会导致我们的身体不仅不能吸收牛奶中的营养物质，还会使其他营养物质因为腹泻流失。在日常生活中，我们饮用牛奶就要特别注意。

牛奶导致腹泻主要有以下的两个原因：①乳糖酶是一种消化牛奶中糖分的物质，如果我们体内缺乏这种物质，牛奶中的糖分就不能得到即时消化，当乳糖到达大肠时，细菌分解后就会发酵，使得肠胃蠕动加快，收缩也加强，人们就会产生腹泻。根据研究调查，人们在婴儿期不会出现这种情况，这是因为婴儿时期习惯饮用奶水。而当断奶期过了之后，人体内乳糖酶的含量开始降低，自然会出现腹泻的情况。②牛奶中含有丰富的蛋白质，但是这种蛋白质不同于蔬菜中含的蛋白质，这种蛋白质可能会未经消化就直接进入人体，由于人体对它的适应力较弱，就会对它产生排斥，同时，牛奶中所含有大量的水分致使肠胃内水分的增加，肠胃的蠕动加速，就有可能产生腹泻。

肠胃不适者并一定要通过饮用牛奶来补充营养，补充营养的方式是多种多样的，关键是要选择合适自己身体的方式。

问题 20 长期饮用绿茶对肠胃有什么影响

绿茶是一种健康饮品，经常喝绿茶不易患胃癌。肠胃病患者可以将绿茶作为日常饮品，经常饮用。

常饮绿茶者不易患胃癌。

据说绿茶含有的维生素 C 及未知成分有治癌效果，经常喝绿茶者，确实不易患胃癌。绿茶中所含的叶绿素经过肠时，会借着肠肝循环，顺便把胆固醇送出体外。维生素 C 可降低血液中的胆固醇、中性脂肪。维生素 P 与维生素 C 一样，均能强化毛细血管，预防动脉硬化、狭心症、消化性溃疡。10 克茶中含有 37 毫克的钾，可以改变体内有害的酸性物质的性质，能使血液的 pH 呈弱碱性。绿茶还可以补给维生素 C、预防黑色素沉淀、使尼古丁无害化。单宁酸可促进肠的蠕动，治疗便秘、痔疮，如果与植物碱基结合可扫除毒素。维生素 P 的芸香苷可强化血管壁、预防动脉硬化。B 族维生素对容易疲劳、食欲不振、患失眠症的人具有振奋精神的效果。咖啡因除具有消除疲劳，增进食欲，消除困倦、宿醉等功效外，还具有利尿功效。

第 **4** 章

防治肠胃病的2大食疗技巧

　　预防与治疗肠胃病需要通过控制饮食来达到治疗的目标，所以防治肠胃病饮食就必须讲究一定的技巧，只有掌握了技巧与方法，才能够将饮食调理进行得事半功倍。肠胃病患者要控制饮食首先就要选用合适的食材，采用合理的方法，依照科学的饮食原则，牢记饮食禁忌，设计出合适的饮食方案，坚持实施就能够达到目标。

技巧1：选择正确食物，维持身体健康

不同的食物由于营养成分不同，食用方法不同，导致的食疗结果也是不同的。预防和治疗肠胃病，选对食物是关键。

⊙食疗的目标

肠胃病患者的饮食要讲究营养平衡和易于消化。然而，多数患者在家中煮食时，不知不觉中就会偏向于自己喜爱的食物。还有的人不管营养，什么菜都吃，一点也不加以选择。这些没有按营养平衡的标准来挑选食品的吃法，又怎么能达到营养平衡的效果呢？那么，到底应该怎样做才好呢？

我们知道，按食物所含的营养成分，可以将食品分为四类，每一组食品中都含有人体必不可少的营养成分，因此必须对各种食品进行选择、搭配，这样才能保证我们每天所得到的营养是平衡的。要做到这一点，就得对各种食品的营养价值进行估算，这当然是一件很麻烦的事，但是为了你的健康，尤其是肠胃病患者必须要这样做。

这四类食品分别是：①乳（制品）、蛋；②肉、豆制品；③蔬菜、水果；④粮食类、油脂、糖。

一个人一天内必须摄取 1600 卡的热量，也就是说在①类中取 240 卡，②类中取 240 卡，③类中取 240 卡，④类中取 880 卡就可以了。

下面我们就对这四类食品的特征做简单的介绍。

乳、乳制品及蛋。牛奶、奶酪、蛋都含有丰富的营养元素，尤其是牛奶，含有优良的蛋白质、维生素、钙等能使身体维持平衡的物质，可以说是非常不错的食品。在一杯牛奶中，含有人体一天所需钙质的 1/3；牛奶还可以保护胃壁，具有中和胃酸的功效，因此最好每天都喝 1~2 杯牛奶。蛋中除含有优良的蛋白质外，还含有维生素、无机物、铁等人体所必需的营养物质，所以最好每天吃一个鸡蛋。

肉、鱼类、豆、豆制品。这类食品能提供人体所需的优良蛋白质，豆制品除含有丰富的蛋白质外，还含有维生素 A、维生素 B_1、维生素 B_2、铁等，因此在每天的饮食安排中，这类含有丰富的优良蛋白质的食物是必不可少的。

蔬菜、水果。这类食品能提供调整人体功能所需的维生素、无机物和纤维质。蔬菜又可分为黄绿色蔬菜和淡色蔬菜。黄绿色蔬菜中除主要含有维生素 A 外，还富含维生素 B_1、维生素 B_2 和维生素 C，因此最好能多食用这些蔬菜。能生吃的水果都能成为维生素、钾等营养素的补给来源，但这类水果中含有糖分，如果吃得过多身体易变胖，这一点是要注意的。

粮食、油脂、糖。这类食品能提供人体体力和体温所必需的能源。粮食中主要含有糖分，可提供蛋白质，胚芽中含有维生素 B_1、维生素 B_2、维生素 B_6 和维生素 E，因此应选择有胚芽精的白米作为主食。即使是少量的油脂，其热量也特别高，如果使用得当的话能替代玉米素的热量，但因为它停留在胃内的时间较长，可能会造成消化不良，因此要注意适量食用，特别是肠胃功能较弱的胃病患者，更是不能食用太多。糖一般都含有特别高的糖分，当用糖做调味品时，虽然可以使食品的味道变得十分可口，但劝你还是要谨慎使用，不能吃得太多。

胃病患者在选择食物时要考虑营养平衡和易消化，但如果在吃的过程中不细嚼慢咽，那也是无法达到良好的效果的。因为食物一入口便开始消化，只有用牙齿好好咀嚼食物并让其和唾液混在一起，唾液中的消化酶才会产生作用，分解食物从而减轻胃的负担。因此，对于胃功能弱的人来说，为了不增加胃的负担，吃东西最好细嚼慢咽。特别是煎饼之类的食物，如果不经过咀嚼而囫囵地吞下去的话，很容易刺伤胃黏膜从而诱发炎症。如果有蛀牙或齿槽流脓的现象，而又不能自我检查的，最好定期去做牙科检查，这样才能做到牙好，胃口好，吃饭香，更有利于胃病患者的复原。

如果食用的是易消化的食品，就得考虑少量多餐的用餐方法，这更有利于肠胃的消化和对营养的吸收。如果给胃里一次性地送入大量食物，会使本来不好的胃难以消化，不完全消化的食品一旦进入肠内，肠就难以应付了，当然就谈不上吸收营养了。因此，一次的饮食量应谨慎地控制，以在八分饱的范围内为最佳。另外，当胃处于空空的状况时进行饮食的话，也会给胃带来过重的负担。为了缓和这种刺激，我们可以在饥饿时吃点零食，但零食的量要以不影响下一餐的饮食为限，也就是说零食要少，否则也是不利于肠胃的复原的。虽然可以吃零食，但是我们还是不赞成吃快餐点心之类的东西，最好吃一些面、荞麦、自制的布丁、牛奶、酸奶酪、水果等，还要尽量少食用甜品。请注意：以上的方法不适合胃溃疡患者！

现在，有不少上班族早上都不吃早餐，只喝杯咖啡、牛奶便去上班了，这样的饮食习惯会破坏胃的正常运作。每天在规定的时间内进餐，肠胃便会自然地适应这种节奏，一到了该用餐的时间，自然就会有一种想吃东西的欲望，也就我们所说的食欲。如果打乱了用餐的规律，胃里一会空空如也，一会儿又胀得难以消化，肠胃就很难适应，时间一长，不得肠胃病那才是怪事呢。

现在的上班族因为早晨时间紧迫，时常顾不上吃早餐就匆匆忙忙地去上班。但我们要说，即使再怎么忙，最好还是喝点牛奶吃点烤奶酪面包之类的食物，这样胃里才有东西消化。如果不吃早餐，工作时又在外面粗略地吃午餐，晚上又是宴会、酒宴什么的，这样对身体是有很大损害的。所以三餐应尽量有规律，每餐都要不慌不忙地吃，因为在心平静时，肠胃的功能会变得活跃起来，更易消化吸收食物。要注意的是，在饭后 30 分钟内应好好地休息一下。

⊙进食易消化的食物

什么是易消化的食品呢？就是指那些只通过胃黏膜就能消化吸收，并且还不刺激胃黏膜的食品。肠胃状况不好时，应尽量食用一些能减少肠胃负担，即易消化的食品。一说到易消化的食品，很多人自然会想到粥和豆腐之类的食品，可是仅吃粥或豆腐是不能得到身体所需的营养的，所以肠胃病患者还是应该选择食用那些营养高、各种营养平衡且易于消化的食品。

很多人都认为肉难以消化，而且筋多、坚硬，但如果是除去脂肪（肥肉）后的瘦肉，就是易消化的食品。我们知道，加热过度肉便会膨胀起来，就会变得柔软且味道鲜美，因此我们可以想办法，根据不同的食品特点采用不同的加工方法，就可以做出不同的、美味可口、营养丰富且又易于消化的食品。

易消化的食品不仅是柔软的，还要在调制时充分考虑到食品的营养，这才适合肠胃病患者的食疗要求。要达到这些要求，在调制时必须注意以下几点：

①原料要切成适合人吞咽的大小块状。只有当原料的大小合适时，才能好好咀嚼。嚼细的食品不仅能促进唾液的分泌，还能缩短食品在胃内的消化时间，从而减轻胃的负担。

②食物的味道要尽量淡。用糖、盐等调味品制成的汤，含香辣料、香精的食品虽然能满足味觉的需要，但它们会刺激胃黏膜从而伤害胃，所以，为了让受伤的胃尽快复原，食物的味道最好还是淡一些。

③选择符合食品特点的制作方法。一些不易消化的食物可以通过烹调使其成为易消化的食物，即运用浸泡、打碎、搅拌、蒸煮等方式使食物变得柔软，达到适合肠胃病患者食用的要求。

具体来说，有以下烹调要求：

在制作老年人的饮食时，为了让食物在胃中能很好地消化，可将多纤维的蔬菜切细，这样蔬菜就成了易食且易消化的

食品。煮不仅可以使蔬菜中的纤维变柔软，且煮熟后的蔬菜体积减小了，食用起来会更方便。

肉类食物虽然加热后易变硬，但只要再继续煮一段时间，使肉中的纤维受到破坏，肉就会变柔软很多。

一般来说，食物经过慢煮后都可以变柔软，但蛋却是煮得越久越硬，且不易于消化，因此最好是吃半熟的蛋。

由于经过烧烤后，食品的水分就会被蒸发掉，变得坚硬，因此不要将食品烧烤过度。为了防止烧烤过度，可以用铝箔将食品包起来烧，如果是放在平底锅中烧，可以选用优质的黄油和食物油。

相对而言，蒸的食品不仅营养素损失少，而且食物也较柔软，对肠胃病人来说是一种很好的食物烹调方法。

油炸食品由于吸收了油，会给溃疡病人的胃增加负担，而炒菜因为是用强火快炒而成的，所以在食品中还留有残余硬质，因此这两种方式烹调的食物都不适合肠胃功能弱的人食用。但由于这两种方法制作的食物具有色、香、味俱佳的特点，很能吸引人，如果肠胃病患者想要食用这类食物的话，可将其用水煮一下或蒸一蒸。

技巧2：10大防治肠胃病的食疗技巧

正确的食疗方法能够使食疗事半功倍，肠胃病病人在进行食疗时应当采用正确的食疗技巧，才能够起到保护肠胃的功效。

⊙普通饮食

普食与正常人平时所使用的饮食基本相同。住院患者采用普食的数目最多，所占比例也最大。如果体温正常、咀嚼能力无问题、消化机能无障碍、在治疗上无特殊的饮食要求又不需任何饮食限制的患者，都可接受普食。

普食的热量及营养素含量必须达到每日饮食供给量的标准。最好每日热量为2000~2500千卡。每日提供 70~90 克蛋白质，约占总热量的 12%～14%，其中，优质蛋白质应占蛋白质总量的 50% 以上。食物应尽量制作得美观可口，注意色、香、味，以提高患者食欲并促进消化吸收。避免使用一些较难消化、具有刺激性的及易胀气的食物。如油炸食品、过多油腻食品、过于辛辣及气味浓烈的调味品等。

⊙软食

软食是介于半流质到普通饮食中间的一种饮食，如面条、软饭、饺子、馄饨、包子、馒头、猪肉、苋菜、蕃茄、菜花、豆腐等。

这种饮食质软、易咀嚼，食物烹调时都要切碎、炖烂、煮烂，比普食更容易被人体消化吸收。因为软食容易被消化，便于咀嚼，故而它适用于牙齿咀嚼不便、不能食用大块食物、消化吸收能力稍弱的患者，以及低热患者、伤寒、痢疾、急性肠炎等恢复期病人、口腔有疾病、老年人及幼儿等。一般来说，软食每日所提供的热量约为 1800~2200 千卡，蛋白质每日约提供70~80 克。在食物材料的选择上应挑选粗糙的饮食纤维及较硬的肌肉纤维含量较少的食物，但要使它们软化。食物一定要达到易咀嚼、易消化、比较清淡、少油腻的目的。切记不用油炸的食物，少用含粗纤维的蔬菜，忌用强烈辛辣调味品。长期采用软饭的病人，因蔬菜都是切碎煮软的，损失较多的维生素，要注意适当补充，多食用含丰富维生素C的食物，如番茄、新鲜水果、菜心等。

⊙半流质饮食

半流质饮食是一种食物比较稀软烂易消化、易咀嚼、含粗纤维少、无强烈刺激呈半流质状态的食物，质地介于软食和流食之间。半流质饮食适合于发烧、胃肠消化道疾病患者、口腔疾病或咀嚼困难者、外科消化道手术后患者、身体比较衰弱缺乏食欲或暂时食用稀软食物的患者等。

这种饮食应较稀软，饮食纤维较少，易于咀嚼和消化。要尽量做到少量多餐，每日5～6餐。营养必须充足平衡合理，味美可口。

可用的食物有肉末粥、碎菜粥、蛋花粥、挂面汤、面片汤、馄饨、面包、蜂糕；蒸蛋羹、蛋花汤、卧鸡蛋；牛奶、酸奶、杏仁豆腐、布丁；嫩豆腐、豆腐脑；果汁、果泥、果冻；西瓜、熟香蕉；菜泥、菜汁、嫩碎菜末；各种肉汤、嫩肉丝、肉末、鱼丸、鱼片等。

⊙流质饮食

流食是呈液体状态或是在口腔内能融化成为液体，比起半流质饮食来，它更易于吞咽和消化。流食适用于极度衰弱、无力咀嚼食物的患者。此外，高烧、口腔手术、消化道大手术后患者、急性胃肠炎、食道狭窄患者等，也适合使用流食。但流食所提供的热量、蛋白质及其他营养素均不足，只能短期或在过渡期应用。如果长期食用，需增加热量、蛋白质等营养素的摄入量。尽量做到少量多餐，每日进食6～7次。切忌不含任何刺激性食物及调味品。

可用的食物有稠米汤、藕粉、杏仁茶、菠萝麦片粥；蒸蛋羹、肉汤冲鸡蛋，牛奶冲鸡蛋；各种牛奶及奶制品，如奶酪、杏仁豆腐、酸奶、冰激凌、可可牛奶；豆浆、菠萝豆汤；菜水，菠萝菜汤，西红柿汁、鲜果汁、煮果子水、果茶、果冻；清鸡汤、清肉汤、肝汤等。

营养流食是专门为特殊人群研制开发的全营养型肠内营养制剂，按科学的比例，由三大能量物质和多种维生素以及多种微量元素组成，符合中国人的生理和口味特点，可科学、全面、均衡地提供人体所需的各种营养物质。其中富含由酪蛋白、大豆分离蛋白组成的蛋白质。必需氨基酸品种全，含量高，易消化吸收。能够帮助病人恢复正氮平衡，加速机体痊愈。由玉米胚芽油、卵磷脂组成的脂肪。补充足够的必需脂肪酸，提高机体免疫功能。主要由麦芽糊精组成，不含乳糖的碳水化合物。容易消化，避免乳糖不耐受而引起的腹泻、腹胀等不适。1.5 升中所含维生素、矿物质和微量元素的量完全满足中国营养学会制定的 DRIs 标准。

⊙ 清流食

清流食不含有胀气食品，比一般流质饮食更加清淡，为限制较严的流质饮食。服用清流质饮食，可供给机体液体及少量热量和电解质，以防出现脱水现象。

腹部手术后，由静脉输液过渡到食用流质或半流质饮食之前，患者应先食用清流质饮食。准备肠道手术之前，患者也应采用清流。急性腹泻时，这种饮食为初步口服食物，以液体及电解质为主。严重衰弱患者也可将此饮食作为初步口服营养。

该饮食切忌不能使用牛奶、豆浆、浓糖及一切易导致胀气的食品。每餐的摄入量也不宜过多。由于清流食所提供的营养甚低，热量及其他营养素都不够充足，只能短期应用，长期应用将会导致缺乏营养。

⊙ 低脂肪饮食

低脂肪饮食是一种限制脂肪供给量的饮食，是为了限制饮食中脂肪的摄入。包括食物自身所含脂肪和烹调用油。

该饮食主要用于治疗或改善因脂肪水解、吸收、运转及代谢不正常所致的一系列症状。限脂肪饮食可分为完全不含脂肪的纯糖类饮食；严格限脂肪饮食，脂肪总量（包括食物所含脂肪及烹调油）每日不超过 20 克；中度限脂肪饮食，脂肪总量（包括食物所含脂肪及烹调油）每日不超过 40 克；轻度限脂肪饮食，脂肪总量（包括食物所含脂肪及烹调油）每日不超过 50 克。

这种饮食适用于罹患急慢性胰腺炎、胆囊疾患、肥胖症、高脂血症，以及与脂肪吸收不良有关的其他疾患者，如由肠黏膜疾患、胃切除和短肠综合征等所引起的脂肪泻患者均可按此饮食。脂肪泻可导致多种营养素的丢失，应注意进行必要的补充。

这种饮食限制了脂肪的摄入，除选用含脂肪少的食物外，食物的烹调方法应采用蒸、煮、烩、卤、拌等少用油或不用油的方法改善食物的色香味。禁用油炸、油煎食物。食物应清淡，少刺激性，易于消化，必要时少食多餐。

清蒸鱼、白斩鸡、余肉丸、烩鸡丝、拌豆腐、卤肝、浓米汤、藕粉果汁等都是低油菜。可供选择的低脂食物还有所有的水果及果汁、乳制品、大米、面包、通心粉、咸苏打饼干、玉米粉、蜂蜜、果酱、番茄酱、生姜、芥末、咖啡和茶。

⊙ 限糖类饮食

这是一种限制糖类的饮食，原则为低糖类、高蛋白质、中等脂肪量，糖类应以多糖类和复合糖类为主，可达到预防或治疗倾倒综合征的目的。倾倒综合征是指当患者在接受了胃切除和胃肠吻合术后，胃的生理功能无法正常发挥，胃内食糜骤然倾倒进十二指肠或空肠，从而引发的一系列症状。倾倒综合征患者餐后半小时左右发作，尤其是进食大量糖类后，会感到上腹胀痛和饱胀不适、恶心，时伴呕吐、腹鸣胀气，随即有频频便意，并见连续数次含不消化食物的腹泻，同时伴随头昏、眩晕、软弱无力，甚至颤抖、晕厥，伴颜面发红或苍白，以及心动过速等症状，严重者极有可能血压下降。在餐后躺卧片刻可迅速消除症状或避免发作，但如果在进餐中发生，患者应立即停止进食，1小时内症状可全部消失。

应少量多餐，避免胃肠道中蓄积过多，由少向多循序渐进进食，进食时应注意细嚼慢咽。忌用单糖浓缩甜食，如精制糖果、甜点心、甜饮料等。

⊙ 高纤维饮食

食物纤维是指食物在人体肠道内不被消化的植物性物质。高纤维饮食是增加饮食纤维数量的饮食。每日所供饮食纤维的数量在 20～35 克之间。食用高纤维饮食，可以增加肠道蠕动，促进粪便排出。产生挥发性脂肪酸，具有滑泻作用。吸收水分，使粪便软化利于排出。减轻结肠管腔内压力，改善憩室病症状。可与胆汁酸结合，增加粪便中胆汁酸的排出，有利于降低血清胆固醇。罹患无张力便秘、无并发症的憩室病等需要增加饮食纤维量的患者均适用于此类饮食。但切记不可大量摄入饮食纤维，否则有可能会产生腹泻，并加重胃肠胀气的症状；此外，它们还会影响食物中钙、镁、铁、锌及一些维生素的吸收和利用。

蔬菜、水果等一般都含有比较多的纤维，蔬菜如菜心、玉米、地瓜、芋头、生菜、芹菜等，水果如苹果等。各种肉类、蛋类、奶制品、各种油、海鲜、酒精饮料、软饮料都不含纤维素；各种婴幼儿食品的纤维素含量都极低。

⊙ 低纤维饮食

低纤维饮食也称少渣饮食，是指食物

纤维含量极少、易于消化的饮食。食用低纤维饮食的目的在于可以尽量减少食物纤维对胃肠的刺激和梗阻，减慢肠蠕动，减少粪便量。

如果肠胃道无法消化纤维，建议采取低纤维饮食，这种饮食通常是用在接受肠胃道手术后，尚不能恢复正常饮食的情况下。低纤维饮食也可在病患接受放射线等治疗后，肠胃机能受损或肠胃道敏感时食用。消化管狭窄并有阻塞危险的患者，如食管或肠狭窄、某些食管静脉曲张、肠憩室病，各种急、慢性肠炎，痢疾，伤寒，肠肿瘤，肠手术前后，痔瘘患者等；全流质饮食后，软食后正常饮食间的过渡饮食。

低纤维饮食限制蔬菜、水果等摄取的量，牛奶及乳制品也限制在一天 2 杯以内。烹调时要尽量将食物切碎煮烂，做成泥状，忌油炸、油煎，禁用烈性刺激性调味品。少量多餐，注意营养平衡。脂肪数量不宜太多，因腹泻患者对脂肪的吸收能力减弱，易导致脂肪泻。长期食用该饮食对身体不利，应设法补充维生素 C。

低纤维的食物有粥、烂饭、面包、软

面条、饼干、切碎制成软烂的嫩肉、动物内脏、鸡、鱼、豆浆、豆腐脑、番茄、胡萝卜、土豆等。

⊙ 胃切除手术后的饮食

一般来说，术后要待排气后再进食。出现排气，说明病人肠蠕动基本恢复，就可以进少量流食了，如面汤、米粥、肉松等。这样刺激肠道，可以促进肠道功能的恢复，利于康复。

饮食调理要循序渐进。胃大部切除术后 3～5 天可以喝些"清流"，如开水、果汁、豆浆这类不带渣的饮料。两天后可改为全流饮食，包括大米粥、小米粥、肉松、牛奶等，每天 5～6 次，每次 80～100 毫升。再过两三天，可改半流质饮食，如烂面条、面片等。术后 12 天，病人便可以吃正常饮食了。胃切除术后，胃酸减少导致小肠上端蠕动加快，扰乱了消化生理功能，影响了蛋白质与铁质的吸收，易发生缺铁性贫血的症状。患者可适当吃些瘦肉、鱼虾、动物血、动物肝肾、蛋黄、豆制品以及大枣、绿叶菜、芝麻酱等富含蛋白质及铁质的食品。

切记要少吃多餐，避免一次进食过多，造成胃扩张，导致吻合口撕裂。吃东西要注意细嚼慢咽，尽量不吃黏、凉、生、带皮、粗硬的食物，忌吃辛辣刺激性强的调味品，如胡椒、芥末等，严禁饮烈性酒杯，以免通不过吻合口，造成梗塞。

第 5 章

59种呵护肠胃的有效食材

　　人类可以进食的食物多种多样，各种呵护肠胃的食材，肉类、蔬菜类、水果类，种类繁多，营养丰富，让你在日常饮食中全面调养肠胃，恢复健康。

◎ 呵护肠胃肉类

田鸡

田鸡能够健胃养脾、清热解毒、延缓机体衰老。

又称蛙、水鸡、坐鱼，包括普通青蛙、牛蛙等，属脊椎动物门，两栖纲，蛙纲科。因其肉质细嫩胜似鸡肉，故而称田鸡。田鸡外形似青蛙，但头部宽扁，略呈三角形。吻端钝圆而宽，略突出于下颌，吻棱较明显，鼓膜处有牛角形黑痣。体较短宽，背部黄褐色或深棕色，有"八"字形黑斑。体侧灰色，有少数分散的疣粒。雄蛙腹面乳白色，雌蛙为红黄色，带有橘红色斑点。前肢较粗短，后肢发达，关节灵活，指趾端无吸盘和横沟，四肢背面有黑色横纹，善跳跃。

◎ 对肠胃病患者的作用

田鸡有健脾养胃的功效，对肠胃患者

有很好的疗效。

◎ 营养与功效

性味凉、咸。其肉质细嫩、脂肪少、糖分低、蛋白质含量高，具有清热解毒、消肿止痛的功效。民间认为田鸡是大补元气、治脾虚的营养食品，适合于精力不足、低蛋白血症和各种阴虚症状。田鸡含有丰富的钙和磷，对青少年的生长发育和更年期骨质疏松都十分有益。对于患有心性水肿或肾性水肿的人来说，用田鸡食疗，有较好的利水消肿的功效。田鸡中含有锌、硒等微量元素，并含有维生素 E 等抗氧化物，能延缓机体衰老、润泽肌肤，并有防癌、抗癌的功效。

田鸡不仅肉质细嫩鲜美，而且富含蛋白质、钙、糖类和少量脂肪以及大量水分，与人们日常食用的肉类相比，无论是从味道，还是从营养价值来说都属上乘。田鸡油营养丰富。具有补虚、强精、退热的功能，用于体虚乏力、神经衰弱、精力不足、肺虚咳嗽、久病失调、产后虚弱、气血亏损、眩晕失眠、记忆减退等疾病。肉质细嫩、味鲜美，是低脂肪高蛋白的高级营养食品。

◎营养师健康提示

田鸡肉中易有寄生虫卵，因此加热一定要使肉熟透。

因它们是有益的动物，而且现在也有了专供食用的养殖田鸡，故建议大家还是不要食用野生的田鸡了。

◎选购

最好选用活的田鸡。

◎适用量

每次 40 克左右。

◎总热量

93 千卡（每 100 克可食部分）。

田鸡营养成分（每100克可食用部分）

名称	含量	名称	含量
蛋白质	20.5克	膳食纤维	–
脂肪	1.2克	钙	127毫克
碳水化合物	–	镁	20毫克
胆固醇	40毫克	铁	1.5毫克
维生素A	7微克	锰	0.4毫克
维生素B$_1$	26毫克	锌	1.15毫克
维生素B$_2$	28毫克	铜	0.5毫克
维生素C	–	钾	280毫克
维生素E	0.55毫克	磷	200毫克
胡萝卜素	1微克	钠	11.8毫克
烟酸	9毫克	硒	16.1微克

◎ 呵护肠胃肉类

狗肉

狗肉具有补益气血、补脾养胃的功效，是隆冬的滋补品。

随着人们生活水平的提高，狗肉对人们的吸引力越来越大，过去不上席的狗肉，如今以成为膳食中的稀世珍品，餐桌上的时尚佳肴。俗话说"寒冬至，狗肉肥"，寒冬正是吃狗肉的好时节。狗肉味道醇厚，芳香四溢。有的地方也叫做香肉，它与羊肉都是冬令进补的佳品。

◎ 对肠胃病患者的作用

狗肉性温味酸咸，与牛肉营养近似，能温肾助阳、补脾养胃，是隆冬时节的滋补品，可治脾胃虚弱、腹胀冷痛等症状。

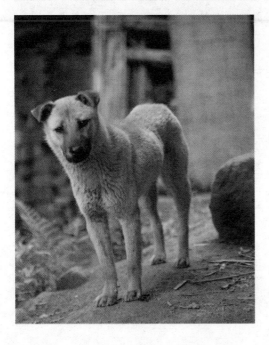

◎ 营养与功效

狗肉味甘、咸、酸、性温，具有补中益气，温肾助阳之功。狗肉能滋补血气，专走脾肾二经而瞬时暖胃祛寒、补肾壮阳，服之能使气血溢沛、百脉沸腾。故此，中医历来认为狗肉是一味良好的中药，有补肾、益精、温补、壮阳等功用。现代医学研究证明，狗肉中含有少量稀有元素，对治疗心脑缺血性疾病，调整高血压有一定益处。狗肉还可用于体虚者的虚弱症，如尿溺不尽、四肢厥冷、精神不振等。用狗肉加辣红烧，冬天常食，可使休寒者增强抗寒能力。

狗肉所含有的蛋白质量高质优，对增强机体抗病力、细胞活力及器官功能有明显作用，食用狗肉可增强体魄，提高消化能力，促进血液循环、改善性功能。

◎ 典籍记载

《普济方》说狗肉"久病大虚者，服之轻身，益力量"。

《本草纲目》中记载，狗肉有"安五脏、轻身益气、益肾补胃。热腰膝、壮力量、补五劳七伤、补血脉"等功能。

◎ 营养师健康提示

一般人都可以食用。非虚寒性疾病、

脑血管病、心脏病、高血压病、中风后遗症患者都不宜食用。狗肉性温，夏季不宜食用；体热者，患感冒、咳嗽、发热、腹泻和阴虚火旺者、脑血管病人，大病初愈者都不宜食用狗肉。另外，食狗肉后易口干，喝米汤可改善。

◎**选购**

色泽鲜红、发亮且水分充足的狗肉为新鲜狗肉。颜色发黑、发紫及肉质变干的为变质狗肉。肌肉中藏有血块、包块等异物的极可能是病狗的肉。肌肉之间血液不凝固的可能是毒死狗的肉。

◎**适用量**

每次 100 克。

◎**总热量**

116 千卡（每 100 克可食部分）。

狗肉营养成分（每100克可食用部分）

名称	含量	名称	含量
脂肪	4.6克	膳食纤维	—
蛋白质	16.8克	胆固醇	62毫克
碳水化合物	1.8克	钙	52毫克
维生素A	12微克	铁	2.9毫克
维生素C	—	磷	107毫克
维生素E	1.4毫克	钾	140毫克
维生素B_1	0.34毫克	钠	47.4毫克
维生素B_2	0.2毫克	铜	0.14毫克
磷	76微克	镁	14毫克
胡萝卜素	0.8微克	硒	14.75微克
烟酸	3.5毫克	锰	0.13毫克

◎ 呵护肠胃肉类

羊肉

羊肉可以开胃强体、抵抗肺病，促进脂肪与胆固醇代谢。

羊肉是我国三大家畜肉类之一，分山羊、绵羊两种，一般绵羊肉质鲜嫩，较为好吃。羊肉也是全国食用范围最广、烹饪方法最具特色的肉类之一。冬季食用，有进补和防寒的双重效果。羊肉较牛肉肉质细嫩，较猪肉和牛肉的脂肪、胆固醇含量少。

◎ 对肠胃病患者的作用

羊肉有温中祛寒、补气益血、开胃强体的功效，用于治疗虚劳羸瘦、腰膝酸软等症状。

◎ 营养与功效

羊肉性味甘温，具有益气血、补虚损、温元阳、御风寒、滋补强壮的功效，对五劳七伤、体质虚弱、阳虚怕冷、手足欠温均具有良好的疗效。现代研究发现，羊肉含有丰富的蛋白质、脂肪、碳水化合物、灰分、钙、磷、硫胺素、核黄素、烟酸和丰富的左旋肉碱等，是左旋肉碱的最佳来源，有助于脂肪和胆固醇的代谢。羊肉抗肺病能力特强，适合慢性肺病、咳喘、肺结核、肺气肿、气管炎、肺不张等肺气虚弱者食用。

羊肉肉质细嫩，含有大量的蛋白质和丰富的维生素。羊的脂肪溶点为47℃，因人的体温为37℃，即使多吃也不会发胖。羊肉容易被消化，多吃羊肉能提高身体素质，提高抗疾病能力，而不会有其他副作用，所以现在人们常说："要想长寿，常吃羊肉。"

《本草纲目》中记载，羊肉乃食疗药材，有驱寒、润肝养颜、补脾健胃之功效。

◎ 营养师健康提示

羊肉不宜与醋同用，因为羊肉性热，功能是益气补虚，而醋中含蛋白质、糖、维生素、醋酸及多种有机酸，性温，宜与寒性食物搭配，与热性的羊肉不适宜。因此，吃羊肉时要搭配凉性和甘平性的蔬菜，能起到清凉、解毒、去火的作用。

夏秋季节气候热燥、不宜吃羊肉。羊肉属大热之品，凡有发热、牙痛、口舌生疮、咳吐黄痰等上火症状者都不宜食用。患有肝病、高血压、急性肠炎或其他感染性疾病患者以及处于发热期间的人都不宜食用。

◎选购

要分清绵羊和山羊肉。绵羊肉比较细嫩，膻味较小；山羊肉相对粗糙，膻味也较重。

新鲜羊肉肉色红而均匀，有光泽，肉质坚而细，有弹性，外表微干，不黏手，气味新鲜，无其他异味。

◎适用量

每餐 50 克。

◎总热量

118 千卡（每 100 克可食部分）。

羊肉营养成分（每100克可食用部分）

名称	含量	名称	含量
脂肪	3.9克	膳食纤维	未测定
蛋白质	20.5克	钙	9毫克
碳水化合物	0.2克	铁	3.9毫克
维生素A	11微克	磷	196毫克
维生素B$_1$	0.15毫克	钾	403毫克
维生素B$_2$	0.16毫克	钠	69.4毫克
维生素PP	5.2毫克	铜	0.12毫克
维生素C	未测定	镁	22毫克
维生素E	0.31毫克	锌	6.06毫克
胡萝卜素	未测定	硒	7.18微克
视黄醇	11微克	锰	0.03毫克

◎ 呵护肠胃肉类

鸭肉

鸭肉是养胃补肾、消水肿的肠胃病患者理想肉食。

鸭为鸟纲雁形目鸭科河鸭属。世界各地普遍饲养。鸭肉又名为鹜肉、白鸭肉。在我国，鸭肉是比较常见的肉类，鸭的品种很多，有黄鸭、白鸭、青鸭之分。民间传说，鸭是肺结核病人的"圣药"。据报道，法国西部的加斯科尼人很少患心脏病，原因可能是他们惯用鸭油做菜。

◎ 对肠胃病患者的作用

鸭肉性味甘、寒，入肺、胃、肾经，有滋补、养胃补肾、除痨热、消水肿、止热痢、止渴化痰的作用。

◎ 营养与功效

鸭肉中的脂肪酸熔点低，易于消化，所含 B 族维生素和维生素 E 较其他肉类多，能有效抵抗脚气病、神经炎和多种炎症，还能够抗衰老。

鸭肉中含有丰富的烟酸，而烟酸是构成人体内两种重要酶的成分之一，对心肌梗死等心脏病患者有保护作用。

鸭肉适用于营养不良、水肿等症，适宜有内热内火之人，特别是有低热、虚弱、食少、大便干、盗汗、遗精、咽干口渴者食用。鸭的营养价值很高，鸭肉中的蛋白质含量为 16%~25%，比畜肉含量高得多。鸭肉蛋白质主要是肌浆蛋白和肌凝蛋白。另一部分是间质蛋白，其中含有溶于水的胶原蛋白和弹性蛋白，此外还有少量的明胶，其余为非蛋白氮。肉食含氮浸出物越多，味道越鲜美。鸭肉中含氮浸出物比畜类多，所以鸭肉鲜美。老鸭肉的含氮浸出物较幼鸭肉多，野鸭肉含氮浸出物更多，因此，老鸭汤比幼鸭汤更鲜美，鸭鸭滋味更比老鸭好。

◎ 营养师健康提示

鸭肉适宜于体热，"上火"、虚弱、食少、便秘、水肿、心脏病、癌症患者和放疗、化疗后的病人。

鸭肉因性寒，患有腹部冷痛、腹泻清稀、腰痛、经痛等病的人，不食用为好。另外，多食鸭肉，会有滞气、腹胀等弊病，千万不能暴食。

烹调时加入少量的盐，鸭肉汤会更鲜美；忌与核桃、甲鱼、木耳和荞麦同食。

◎选购

品种不同的鸭功效不同。青头雄鸭能治水、利小便，适合妊娠水肿者；乌骨白鸭滋补、养胃、补肾、除痨骨蒸，较适合虚劳热毒者。要选购肌肉新鲜，脂肪有光泽的鸭肉。

◎适用量

每次 80 克。

◎总热量

240 千卡（每 100 克可食部分）。

鸭肉营养成分（每100克可食用部分）

名称	含量	名称	含量
脂肪	19.7克	膳食纤维	未测定
蛋白质	15.5克	钙	6毫克
碳水化合物	0.2克	铁	2.2毫克
维生素A	50微克	磷	122毫克
维生素B$_1$	0.08毫克	钾	191毫克
维生素B$_2$	0.22毫克	钠	69.0毫克
维生素PP	4.2毫克	铜	0.21毫克
维生素C	未测定	镁	14毫克
维生素E	0.27毫克	锌	1.33毫克
胡萝卜素	未测定	硒	12.25微克
视黄醇	52微克	锰	0.06毫克

◎ 呵 护 肠 胃 肉 类

兔肉

兔肉补中益气、凉血解毒，能够治疗肠胃热、便血便秘。

民谚云：飞禽莫如鸽，走兽莫如兔。兔肉营养丰富、肉质细嫩、味道鲜美、易于消化，不但蛋白质含量高，而且所含的赖氨酸与色氨酸也比其他肉类高，其磷脂含量高、胆固醇含量低，能健脑，食后不易肥胖，所以深受人们的喜爱。目前我国的家兔品种主要是中国白兔、日本大耳白兔、青紫蓝兔、新西兰兔等。家兔的养殖以千家万户散养为主。我国兔肉的加工由20世纪50年代的几百吨发展到90年代的几万吨，居世界兔肉贸易量的首位。

◎对肠胃病患者的作用

兔肉性凉味甘，有补中益气、凉血解毒的功效，主要治疗脾虚气弱、营养不良、体倦乏力及胃肠有热、便血便秘等症状。

◎营养与功效

兔肉营养丰富，备受人们喜爱。据现代营养学分析：兔肉含蛋白质达21.5%，高于猪肉、牛肉、鸡肉、羊肉，并且为完全蛋白质，其肌纤维细腻疏松，结缔组织少，水分较多，肉质细嫩，人体对它的消化率可达85%，居各种畜禽肉类之首。兔肉含脂肪仅为3.8%，低于猪肉、羊肉、牛肉；其胆固醇含量也低于其他所有肉类，而卵磷脂

的含量则较多，有较强的抑制血小板凝聚的作用，可阻止血栓形成，保护血管壁，从而起到预防动脉硬化的作用。此外，兔肉还含有比其他动物肉都多的麦芽糖、葡萄糖以及硫、钾、磷、钠等矿物，以及磷脂和多种维生素等。所以，兔肉是一种高蛋白、低脂肪、低胆固醇的肉食。吃兔肉既能增强体质，又不会使人发胖，还可以预防因肥胖而导致的糖尿病等症。近年来，国内外大兴吃兔肉之风，认为兔肉是肥胖人和心脑血管病人的理想肉食。兔肉还被誉为美容肉，因为吃兔肉会使皮肤细腻柔嫩、富有弹性，还能使身材保持苗条。

◎营养师健康提示

兔肉是肥胖症、慢性胃炎、胃与十二指肠溃疡、结肠炎等患者比较理想的肉食。但是兔肉不宜与芹菜同食，否则易伤头发。

◎选购

优质鲜兔肉肌肉有光泽、红色、色泽均匀，脂肪洁白或黄色；劣质兔肉肌肉色泽稍暗，用刀切开的截面尚有光泽，脂肪则缺乏光泽。

◎适用量

每次约80克。

◎总热量

102千卡（每100克可食部分）。

兔肉营养成分（每100克可食用部分）

名称	含量	名称	含量
脂肪	2.2克	叶酸	－
蛋白质	19.7克	泛酸	－
碳水化合物	0.9克	烟酸	5.8毫克
维生素A	212微克	胆固醇	130毫克
维生素B$_1$	0.11毫克	膳食纤维	－
维生素B$_2$	0.1毫克	钙	12毫克
维生素B$_6$	－	铁	2毫克
维生素B$_{12}$	2.68微克	磷	165毫克
维生素C	－	钾	284毫克
维生素D	188微克	钠	45.1毫克
维生素E	0.42毫克	铜	0.12毫克
生物素	6微克	镁	15毫克
维生素P	－	锌	1.3毫克
维生素K	－	硒	10.9微克

◎ 呵护肠胃肉类

鸡肉

鸡肉健脾胃、活血脉，对肠胃病与虚弱症有疗效。

鸡肉的蛋白质中富含全部必需氨基酸，其含量与蛋、乳中的氨基酸谱极为相似，为优质的蛋白质来源。去皮鸡肉和其他肉类相比较，具有低热量的特点。鸡肉的脂类物质和牛肉、猪肉比较，不仅含量更低，还含有较多的油酸（单不饱和脂肪酸）和亚油酸（多不饱和脂肪酸），能够降低对人体健康不利的低密度脂蛋白胆固醇。此外，鸡肉也是磷、铁、铜与锌的良好来源，并且富含维生素 B_6、维生素 A、维生素 D、维生素 K 等。

◎对肠胃病患者的作用

中医认为，鸡肉有温中益气、补虚填

精、健脾胃，活血脉、强筋骨的功效。鸡肉对营养不良、畏寒怕冷、乏力疲劳、月经不调、贫血、虚弱等症有很好的食疗作用。

◎营养与功效

鸡肉中蛋白质的含量较高，氨基酸种类多，而且消化率高，很容易被人体吸收利用，有增强体力、强壮身体的作用。胸脯肉中含有较多的 B 族维生素，具有消除疲劳、保护皮肤的作用；大腿肉中含有较多的铁质，可改善缺铁性贫血；翅膀肉中含有丰富的骨胶原蛋白，具有强化血管、肌肉、肌腱的功能。鸡肉中含有对人体生长发育有重要作用的磷脂。

鸡肉适宜于营养不良、畏寒怕冷、乏力疲劳、月经不调及贫血症患者。

◎营养师健康提示

鸡肉的营养价值高于鸡汤，所以不要只喝鸡汤而不吃鸡肉；鸡屁股是淋巴最集中的地方，也是储存细菌、病毒和致癌物的仓库，应舍弃；痛风症病人不宜喝鸡汤，因鸡汤中含有很高的嘌呤，会加重病情。

动脉硬化、冠心病和高血脂患者忌饮鸡汤；感冒伴有头痛、乏力、发热的人忌食鸡肉、鸡汤。

◎选购

体态雄壮、皮薄肉细、羽毛蛋黄、嘴角黄色、冠前部为单冠，冠后面岔开如鱼尾状的鸡为优良品种。新鲜的鸡眼球饱满，表皮有光泽，微干活微湿润，不粘手，用手指按压后能迅速恢复原样。

◎适用量

每日进食 100 ～ 150 克。

◎总热量

167 千卡（每 100 克可食部分）。

鸡肉营养成分（每100克可食用部分）

名称	含量	名称	含量
蛋白质	19.3克	维生素C	–
脂肪	9.4克	维生素E	0.67毫克
碳水化合物	1.3克	钙	9毫克
胆固醇	106毫克	磷	156毫克
膳食纤维	–	钾	251毫克
维生素A	48微克	钠	63.3毫克
胡萝卜素	–	镁	19毫克
维生素B$_1$	0.05毫克	铁	1.4毫克
维生素B$_2$	0.09毫克	锌	1.09毫克
烟酸	5.6微克	硒	11.75微克
维生素C	–	铜	0.07毫克
维生素E	0.67毫克	锰	0.05毫克

◎ 呵护肠胃肉类

猪肚

猪肚有补益脾胃的功效，用于脾虚腹泻、虚劳瘦弱。

又名猪胃。猪肚是猪内脏中含胆固醇最低的部位，味道特别，深受人们喜爱。

◎ 对肠胃病患者的作用

中医认为，猪肚气味甘、微温，有补益脾胃之功效，多用于脾虚腹泻、虚劳瘦弱、消渴。

◎ 营养与功效

性味甘，微温，入脾、胃经。补虚损，健脾胃。

猪肚适宜虚劳瘦弱者食用；适宜脾胃虚弱、食欲不振、泄泻下痢者食用；适宜中气不足、气虚下陷、男子遗精、女子带下者食用；适宜体虚之人小便颇多者食用；适宜小儿疳积者食用。猪肚含有蛋白质、脂肪、矿物质类等物质成分，具有补虚损，健脾胃的功效。

◎ 选购

新鲜猪肚呈白色略带浅黄色，质地坚挺厚实，有光泽，有弹性，黏液较多，其内部无硬块、硬粒。

◎ 清洗

猪肚黏液很多。如光用水洗是洗不干净的。清洗之前，在猪肚顶部直切一小口，将肚身翻转，用盐擦匀肚身，再用冷水清洗黏液，然后放入沸水泡至肚苔发白，最后用小刀刮去黏液及白苔，再用清水洗净便成。

◎ 烹饪方法

可用爆、炒、烧、卤、凉拌、蒸、煲、炖等。

◎ 烹饪特别提示

猪肚煮熟后，切成长块，放入碗内，加上一些汤，放锅里蒸，长块的猪肚便会加厚一倍。不过，千万不要放盐，否则就会像牛筋一样硬了。

◎ 营养小叮咛

根据清代食医王孟英的经验，怀孕妇女若胎气不足，或屡患半产以及娩后虚羸者，用猪肚煨煮烂熟如糜，频频服食，最为适宜。若同火腿一并煨食，尤补。

◎**适用量**

每次 50 克。

◎**总热量**

110 千卡（每 100 克可食部分）。

猪肚营养成分（每100克可食用部分）

名称	含量	名称	含量
蛋白质	15.2克	膳食纤维	–
脂肪	5.1克	钙	11毫克
碳水化合物	0.7克	铁	2.4毫克
维生素A	3微克	磷	124毫克
维生素B$_1$	0.07毫克	钾	171毫克
维生素B$_2$	0.16毫克	钠	75.1毫克
维生素PP	3.7毫克	铜	0.10毫克
维生素C	–	镁	12毫克
维生素E	0.32毫克	锌	1.92毫克
胡萝卜素	–	硒	12.76毫克
视黄醇	78.2微克	锰	0.12毫克

◎ 呵护肠胃肉类

猪血

猪血利肠通便，可清除肠腔沉积物。

猪血素有"液态肉"之称，含铁量高，具有良好的补血功能，是贫血患者的最佳食品。在日本与欧美等国家用动物血制成的香肠、点心很受消费者青睐。

◎ 对肠胃病病患者的作用

猪血中的血浆蛋白被人体内的胃酸分解后，产生一种解毒清肠分解物，能将有害粉尘及金属微粒排出体外。

◎ 营养与功效

我国传统医学认为，猪血味咸性平，具有利肠通便、清除肠垢的功效，可清除肠腔的沉渣浊垢，对尘埃及金属微粒等有害物质具有净化作用。现代发现：猪血含有人体必需的 8 种氨基酸，另还含多种微量元素。对恶性贫血及肿瘤有一定的防治作用。猪血中含有较多的铬元素，对动脉硬化、冠心病有很好的防治作用。此外，由于猪血脂肪少、多磷脂，能抑制低密度胆固醇的有害作用，也可防治动脉硬化的发

生。常吃猪血豆腐汤的老人，不仅能够减轻动脉硬化的症状，更可增加记忆力。原因是猪血中的磷脂能使乙酰胆碱量增加，从而使神经细胞之间的联系迅速恢复，记忆力得到改善。猪血富含铁，对贫血而面色苍白者有改善作用，是排毒养颜的理想食物。

猪血含铁量较高，儿童、孕妇、哺乳期妇女多食，可防治缺铁性贫血。微量元素钴对于对于其他的贫血病也有一定疗效，凝血酶则具有很好的止血作用。

猪血能够清肠通便，净化肠道内的尘埃与金属微粒等有害物质，避免积累性中毒，还能够为人体提供优质蛋白质和多种微量元素，对于营养不良、肾脏疾病、心血管疾病和病后的调养都有益处。

老年人由于牙齿脱落而咀嚼困难，加之消化功能的减退，食物往往不能被充分消化吸收，容易患营养不良，而猪血便于咀嚼，容易被消化吸收。所以，老年人常食猪血既能保证营养，又能强身健体。

◎ 营养师健康提示

猪血与海带同食易引起便秘，与黄豆同食可导致气滞；胃下垂、痢疾、腹泻等疾病患者不要食用猪血，防止病情加重。

猪血无论烧、煮，一定要余透，不宜单独烹饪，葱、姜、辣椒等可祛除其异味。

猪血过量食用会增加人体内的胆固醇含量，高胆固醇血症、肝病、高血压和冠心病患者应该少食。

◎选购

猪血在收集过程中容易被污染，因此最好是购买经过灭菌加工的盒装猪血。

◎适用量

每次 100 克。

◎总热量

55 千卡（每 100 克可食部分）。

猪血营养成分（每100克可食用部分）

名称	含量	名称	含量
蛋白质	12.2克	膳食纤维	－
脂肪	0.3克	钙	4毫克
碳水化合物	0.9克	铁	8.7毫克
维生素A	－	磷	16毫克
维生素B_1	0.03毫克	钾	56毫克
维生素B_2	0.04毫克	钠	56毫克
维生素PP	0.3毫克	铜	0.10毫克
维生素C	－	镁	5毫克
维生素E	0.20毫克	锌	0.28毫克
胡萝卜素	－	硒	7.94微克
灰分	0.8克	锰	0.03毫克

◎ 呵护肠胃水产类

鲢鱼

鲢鱼有暖胃、补气、泽肤的作用。

又名白鲢、跳鲢、鲢子鱼等。属鲤科、鲢亚科，我国四大家鱼之一。分布很广，我国自南到北都能生长。生活在各地的江河、湖泊及池塘的中上层水域，以湖南、湖北产的最好，四季均产，以冬季产的最好。头小形扁，吻钝圆，细鳞，腹肥色白，背部青灰色，体形侧扁，背部青灰色，两侧及腹部白色。眼睛位置很低，鳞片细小，腹部正中角质棱自胸鳍下方直延达肛门，胸鳍不超过腹鳍基部，各鳍色灰白。鲢鱼性急躁，善跳跃。生活在水体的中上层。

◎ 对肠胃病患者的作用

鲢鱼有暖胃、补气、泽肤的作用，有温中补气、滋补肌肤之功效，是脾胃虚寒的养生佳品。

◎ 营养与功效

鲢鱼为发物食品，凡患有痈疔疮、无名肿毒、瘙痒性皮肤病、红斑性狼疮以及癌症、哮喘、淋巴结核等痼疾风疾者，皆不宜食用。

鲢鱼能提供丰富的胶质蛋白，即能健身，有能美容，是女性滋养肌肤的理想食品。它对皮肤粗糙、脱屑、头发干脆易脱落等症均有疗效，是女性美容不可忽视的佳肴。为温中补气、暖胃、泽肌肤的养生食品，适用于脾胃虚寒体质、溏便、皮肤干燥者，也可用于脾胃气虚所致的乳少等症。

◎ 营养师健康提示

性味甘、温，入脾、胃经。健脾、利水、温胃、益气、通乳、化湿，具温中益气、润泽皮肤之功效。近年来，鲢鱼作为四大家鱼中最便宜的一种，鲢鱼含有丰富的营养物质，含多种氨基酸及维生素 B_1、维生素 B_2、维生素 A 等。鲢鱼能温中益气、润泽皮肤，对脾胃虚寒、体虚头昏、食少乏力等有一定疗效。

鲢鱼适用于烧、炖、清蒸、油浸等烹调方法，尤以清蒸，油浸最能体现出鲢鱼清淡，鲜香的特点。

清洗鲢鱼的时候，要将鱼肝清除掉，因为其中含有毒质。

巧去鱼腥味：

将鱼去鳞剖腹洗净后，放入盆中倒一些黄酒，就能除去鱼的腥味，并能使鱼滋味格外鲜美。

鲜鱼剖开洗净，在牛奶中泡一会儿既可除腥，又能增加鲜味。

吃过鱼后，口里有味时，嚼上三五片茶叶，立刻口气清新。

◎选购

最好购买活的、新鲜的鲢鱼。

◎适用量

每次 100 克。

◎总热量

104 千卡（每 100 克可食部分）。

鲢鱼营养成分（每100克可食用部分）

名称	含量	名称	含量
脂肪	3.6克	膳食纤维	—
蛋白质	17.8克	钙	53毫克
碳水化合物	—	铁	1.4毫克
维生素A	20微克	磷	190毫克
维生素B$_1$	0.03毫克	钾	277毫克
维生素B$_2$	0.07毫克	钠	57.5毫克
维生素PP	2.5毫克	铜	0.06毫克
维生素C	—	镁	23毫克
维生素E	1.23毫克	锌	1.17毫克
胡萝卜素	—	硒	15.68毫克
灰分	1.2克	锰	0.09毫克

◎ 呵护肠胃水产类

鲫鱼

鲫鱼健脾温中、清热解毒，治疗脾胃虚弱。

鲫鱼属鲤形目、鲤科、鲫属的一种。身体似鲤，但体较扁而高；头小，眼大，无须；下咽齿一行，侧扁；背鳍基部较长，背鳍、臀鳍均具有带锯齿的粗大硬刺，为广布、广适性的鱼类，遍及亚洲东部寒温带至亚热带的江河、湖泊、水库、池塘、稻田和水渠等水体，以水草丛生的浅水湖和池塘为多。鲫鱼对生态环境具有很强的适应能力，能耐低氧、冷寒，不论浅水、深水、流水、静水、清水、浊水甚至污水都能适应生长。

◎对肠胃病患者的作用

鲫鱼性温味甘，具有健脾温中、清热解毒等功效，能治食欲不振、消化不良、恶心呕吐等症。鲫鱼有健脾利湿、中和开胃、活血通络、温中下气的功效，对于脾胃虚弱者有很好的疗效。

◎营养与功效

糖尿病患者通常体质虚弱、脾胃功能不佳，而鲫鱼可补阴血、通血脉、补体虚，还有益气健脾、利水消肿、清热解毒、祛风湿病痛之功效。鲫鱼肉中富含极高的蛋白质，而且易于被人体所吸收，氨基酸含量也很高，多食不会增加肾脏负担，所以对降低胆固醇和血液黏稠度、预防糖尿病导致的心脑血管疾病具有明显的作用。

鲫鱼所含有的蛋白质质优、齐全，易于消化吸收，是肝肾疾病、心脑血管疾病患者的良好蛋白质来源，常食可以增强抗病能力，对于水肿、溃疡、气管炎、哮喘有很好的滋补食疗作用。产后妇女炖食鲫鱼汤，可补虚通乳。

鲫鱼子能够补肝养目，鲫鱼脑有健脑益智作用。

◎营养师健康提示

一般人均可食用，尤其适合糖尿病患者及体虚者食用。

鲫鱼宜清蒸或煮汤，煎炸则功效大打折扣，冬令时节食之最佳。鲫鱼与豆腐搭配炖汤营养最佳，忌与荠菜、猪肝同食。

◎**选购**

要选择无腥臭味、鳞片完整的鲫鱼。

◎**适用量**

每餐约 50 克。

◎**总热量**

108 千卡（每 100 克可食部分）。

鲫鱼营养成分（每100克可食用部分）

名称	含量	名称	含量
脂肪	1.3克	叶酸	14微克
蛋白质	17.4克	泛酸	0.69毫克
碳水化合物	61.6克	烟酸	2.5毫克
维生素A	32微克	胆固醇	130毫克
维生素B$_1$	0.04毫克	膳食纤维	—
维生素B$_2$	0.07毫克	钙	79毫克
维生素B$_6$	0.11毫克	铁	1.2毫克
维生素B$_{12}$	5.5微克	磷	193毫克
维生素C	1毫克	钾	290毫克
维生素D	4微克	钠	70.8毫克
维生素E	0.68毫克	铜	0.08毫克
维生素P	—	镁	41毫克
维生素K	—	锌	2.75毫克
胡萝卜素	—	硒	14.3微克

◎ 呵 护 肠 胃 水 产 类

甲鱼

甲鱼滋阴养血、强体补血，可治疗慢性萎缩性胃炎。

又叫水鱼，是我国传统的名贵水产品，自古以来，就以美味滋补闻名于世，深受我国人民的喜爱。甲鱼肉味鲜美，是一种高蛋白、低脂肪、营养丰富的高级滋补食品。具有极高的营养价值。甲鱼甲壳周围的结缔组织称"裙边"，是营养滋补最佳的部分。

◎对肠胃病患者的作用

甲鱼性平味甘，具有滋阴养血、强体补虚的功效，常用于治疗慢性萎缩性胃炎、肠上皮化生等。

◎营养与功效

甲鱼含有丰富的蛋白质，其蛋白质中含有一般食物中很少有的蛋氨酸。甲鱼含有易于吸收的血铁；还含有天然形态的对铁的吸收有重要作用的维生素 B_{12}、叶酸、维生素 B_6 等；还含有许多对人的生长和

激素代谢有重要作用的磷、脂肪、碳水化合物等营养成分。甲鱼肉含有一种类似甘碳戊烯酸的物质，常吃可以降低血胆固醇，对高血压、冠心病患者大有裨益。

甲鱼肉及其提取物能够有效预防和抑制肝癌、胃癌、急性淋巴性白血病，并用于防治因放疗、化疗引起的虚弱、贫血、白细胞减少等症。

甲鱼能够"补劳伤，壮阳气，大补阴之不足"，可辅助治疗肺结核、贫血、体质虚弱等病患。

◎营养师健康提示

死甲鱼放久后再食用会引起人体中毒。犯脾虚、胃口不好、孕妇及产后泄泻的人均不宜食用甲鱼，以防食后肠胃不适；患慢性胃炎、肾功能不全、肝炎、肝硬化的病人都不宜吃甲鱼及其制剂，以免诱发肝性脑病。

甲鱼不宜与鸡蛋及苋菜同食，煎煮过的甲鱼无药用价值，生甲鱼血与胆汁配酒会使饮用者中毒或罹患严重贫血病。

甲鱼适合身体虚弱者食用，但肝炎患者食用会加重肝脏负担，严重时会诱发肝性脑病。肠胃功能虚弱、消化不良、肠胃炎、胃溃疡、胆囊炎患者慎食；失眠者、孕妇

及产后泄泻者勿食。

◎**选购**

新鲜甲鱼的腹甲是乳白色的，如果腹甲颜色变成褐红或浅红色，甚至变绿变黑，说明甲鱼已不新鲜，不是已经死掉，就是被蚊虫咬过，甲鱼的蛋白质已经变质，故不能食用。一定要购买鲜活甲鱼，现宰现吃。

◎**适用量**

每次约50克。

◎**总热量**

118千卡（每100克可食部分）。

甲鱼营养成分（每100克可食用部分）

名称	含量	名称	含量
脂肪	4.3克	膳食纤维	—
蛋白质	17.8克	钙	70毫克
碳水化合物	2.1克	铁	2.8毫克
维生素A	138微克	磷	114毫克
维生素B_1	0.07毫克	钾	196毫克
维生素B_2	0.14毫克	钠	96.9毫克
维生素PP	3.3毫克	铜	0.12毫克
维生素C	—	镁	15毫克
维生素E	1.88毫克	锌	2.31毫克
胡萝卜素	—	硒	15.19微克
灰分	0.8克	锰	0.05毫克

◎ 呵护肠胃水产类

海带

海带是一种润肠、清肠通便的肠胃病患者理想食品。

又名海草、昆布、江白菜，属褐藻门，海带科。特种海产蔬菜，是一种经济价值很高咸寒无毒的海洋产品，是一种大型食用海藻，在我国沿海诸省均有栽植。海带是海岸植物中个体较大，质柔味美，营养价值和经济价值较高的一种海藻。海带还是人们补充营养的优良食品，不仅含碘量高达 0.2% ～ 0.4%，可作为药用。

◎对肠胃病患者的作用

海带中的食物纤维褐藻酸，能够调节顺肠胃，促进胆固醇的排泄，控制胆固醇的吸收。

海带性寒而滑，具有润肠、清肠通便作用，热性便秘者食之有辅助通便的功效。

◎营养与功效

海带性凉而滑润，脾胃虚寒者慎食。吃海带后不应立即喝茶，也不宜马上吃葡萄、山楂等酸味水果，以免影响对矿物质的吸收。

由于海带味咸性寒，故脾胃虚、肿胀、腹泻消化不良者慎食。

怀孕妇女及哺乳期妇女忌过量服食。因大量吃入海带，对胎儿会产生不良影响，过多的碘可引起胎儿甲状腺发育障碍，婴儿出生后可能出现甲状腺功能低下。

海带中的碘含量极高，是体内合成甲状腺的主要原料，可以促进甲状腺激素合成，防治甲状腺亢进症；碘还可以刺激垂体，使女性体内雌激素水平降低，保护卵巢、子宫功能，及消除乳腺病变隐患，还可令秀发乌黑亮泽。海带中的碘能够刺激垂体，使女性体内雌激素水平降低，恢复卵巢的正常功能，纠正内分泌失调，消除乳腺增生的隐患。

海带胶质能够促使体内的放射性物质随同大便排出体外，清理身体吸收的反射性物质，减少反射性疾病发生的可能。

◎营养师健康提示

性寒，味咸，入脾、胃经。清热利水，破积软坚，去湿止痒，主治瘰疬、瘿瘤、噎隔、水肿、睾丸肿痛等病症。海带含有蛋白质、脂肪、糖、粗纤维、矿物质、碘、甘露醇、尼克酸等物质。具有一定的药用功能。营养研究表明，海带含粗纤维、蛋白质、脂肪、大叶藻素等，海带中含有大量的不饱和脂肪酸，能清除附着在血管壁上的胆固醇。海带中钙的含量极为丰富，降低人体对胆固醇的吸收，降低血压。这三种物质协同作用，其降血脂效果极好，有很高的食疗价值。

◎**选购**

以片大、肉厚、黑褐色、无沙泥、无杂质、干燥为佳。

◎**适用量**

每次 15 ～ 20 克为宜，孕妇和乳母日摄入量最多不超过 20 克。

◎**总热量**

12 千卡（每 100 克可食部分）。

海带营养成分（每100克可食用部分）

名称	含量	名称	含量
蛋白质	1.2克	钙	46毫克
脂肪	0.1克	磷	22毫克
碳水化合物	2.1克	钾	246毫克
胆固醇	－	钠	8.6毫克
膳食纤维	0.5克	镁	25毫克
维生素B$_1$	0.02毫克	铁	0.9毫克
维生素B$_2$	0.15毫克	锌	0.16毫克
烟酸	1.3毫克	硒	9.54微克
维生素E	1.85毫克	锰	0.07毫克

◎呵护肠胃谷薯类

玉米

玉米是调中开胃，保养肠胃的粗粮。

玉米，又名苞谷、棒子、玉蜀黍。玉米是粗粮中的保健佳品。专家们对玉米、稻米等多种主食进行了营养价值和保健作用的比较，发现玉米中的维生素含量非常高，为稻米、面粉的 5~10 倍。玉米中除了含有碳水化合物、蛋白质、脂肪、胡萝卜素外，还含有核黄素等营养物质，这些物质对预防心脏病、癌症等疾病有很大的好处。当今被证实的最有效的 50 种营养保健成分中，玉米含有 7 种，即钙、谷胱甘肽、纤维素、镁、硒、维生素 E 和脂肪酸等。

◎营养与功效

玉米性平味甘，具有调中开胃、益肺宁心、清湿热和利肝胆的功效，适用于尿路感染、慢性肾炎、尿路结石、胆囊炎、肝炎、自汗、盗汗、高血压、高脂血症、慢性鼻炎、肠炎等。玉米所含的营养很丰富，有蛋白质、脂肪、淀粉、维生素 B_1、维生素 B_2、维生素 B_6、维生素 A、维生素 E、胡萝卜素、纤维素以及钙、磷、铁等。据研究表明，玉米所含的脂肪为精米精面的 4 ~ 5 倍，而且富含不饱和脂肪酸，其中 50% 为亚油酸，亚油酸可抑制胆固醇的吸收。玉米油是一种良好的保健食品，长期食用可降低血中胆固醇、软化动脉血管，是高血压、冠心病、肥胖症患者和老年人的理想食用油。

玉米中的膳食纤维含量很高，能够刺激肠胃蠕动，加速粪便排泄，可防止便秘、肠癌、肠炎等。

玉米胚芽中所含的营养成分能够促进人体新陈代谢、调节神经系统、降低血脂，常食长寿。玉米胚芽能够使皮肤细嫩光滑，延缓皱纹的产生。

玉米油能够降低血清胆固醇，预防冠心病与高血压。玉米须有利尿降压、止血止泻、促进消化的功效。

◎营养师健康提示

吃玉米时应把玉米粒的胚尖全部吃掉，因为玉米的许多营养成分都集中在这里。玉米熟吃更佳，可获得营养价值更高的抗氧化剂活性。玉米发霉后能产生致癌物，所以发霉玉米绝对不能食用。

玉米蛋白中缺乏氨基酸，单一食用容易产生糙皮，所以以玉米为主食的地区应该多进食豆类。

◎适用量

每日可进食 200 克。

◎总热量

298 千卡（每 100 克可食部分）。

玉米营养成分（每100克可食用部分）

名称	含量	名称	含量
蛋白质	85克	维生素E	0.38毫克
脂肪	4.3克	钙	22毫克
碳水化合物	72.2克	磷	25毫克
胆固醇	—	钾	8毫克
膳食纤维	14.4克	钠	6.3毫克
维生素A	—	镁	6毫克
胡萝卜素	—	铁	4毫克
维生素B_1	0.03毫克	锌	0.09毫克
维生素B_2	0.04毫克	硒	0.7微克
烟酸	1.1微克	铜	0.07毫克
维生素C	—	锰	0.05毫克

◎ 呵护肠胃谷薯类

山药

山药可健脾益胃，助消化，预防肠胃病。

山药又叫薯芋、薯药、延章、玉延等。我国食用山药已有3000多年的历史，自古以来，它就被誉为补虚佳品，备受称赞。据《本草纲目》记载，山药性平、味甘、无毒，有益肾气、强筋骨、健脾胃、止泄痢、化痰涎、润皮毛、治泄精健忘等功效，是一种上等的保健食品及中药材料，在东南亚一带自古被广泛地作为医疗食补之材。

◎ 对肠胃病患者的作用

山药可健脾益胃，助消化。含有淀粉酶、多酚氧化酶等物质，有利于脾胃消化吸收功能，是一味平补脾胃的药食两用之品。不论脾阳亏或胃阴虚，皆可食用。临床上常用治脾胃虚弱、食少体倦、泄泻等病症。

◎ 营养与功效

山药性平、味甘，入肺、脾、肾经，可健脾补肺、固肾益精、聪耳明目、助五脏、强筋骨、长志安神、延年益寿，主治脾胃虚弱、倦怠无力、食欲不振、久泄久痢、肺气虚燥、痰喘咳嗽、肾气亏耗、腰膝酸软、下肢痿弱、消渴尿频、遗精早泄、带下白浊、皮肤赤肿、肥胖等病症。山药含有的黏液蛋白能预防心血管系统脂肪沉积，保持血管弹性，防止动脉粥样硬化，减少皮下脂肪。山药中的黏液多糖物质与矿物质类相结合，可以形成骨质，使软骨具有一定弹性。现代研究证明，山药营养丰富，含有淀粉、糖、蛋白质、氨基酸、维生素、钙、磷和其他营养素。山药中含有消化酶、胆碱薯蓣皂苷、黏多糖、黏蛋白等成分，具有滋补作用。多巴胺能扩张血管、改善血液循环；皂苷能防止冠心病和脂肪肝的发生；消化酶能促进蛋白质和淀粉分解，增强机体消化吸收功能。山药还可用于脾虚腹泻、肺虚咳嗽、寒热邪气、泄精健忘等病症的治疗。

◎ 营养师健康提示

山药的黏腻性较强，肠胃不好的人最

好少吃。

◎**选购**

选用外皮光亮、内洁白的。

◎**适用量**

每餐约 85 克。

◎**总热量**

56 千卡（每 100 克可食部分）。

山药营养成分（每100克可食用部分）

名称	含量	名称	含量
脂肪	–	叶酸	8微克
蛋白质	1.5克	泛酸	0.4毫克
碳水化合物	14.4克	烟酸	0.61毫克
维生素A	3微克	膳食纤维	0.8克
维生素B$_1$	0.08毫克	钙	14毫克
维生素B$_2$	0.02毫克	铁	0.3毫克
维生素B$_6$	0.06毫克	磷	42毫克
维生素B$_{12}$	–	钾	452毫克
维生素C	6毫克	钠	18.6毫克
维生素D	–	铜	0.24毫克
维生素E	0.2毫克	镁	20毫克
维生素P	–	锌	0.27毫克
维生素K	–	硒	0.55微克
胡萝卜素	0.02毫克		

◎ 呵护肠胃谷薯类

槐米

槐米改善肠胃道功能，有润肠通便功效。

又名白槐、槐花，为蝶形花科植物槐的干燥花蕾，落叶乔木。夏季临近时花蕾开放，六七月为盛花期。圆锥花序，蝶形花冠。摘取花枝打下花蕾，晒干，除去枝梗、杂质，烹饪可食。

◎对肠胃病患者的作用

改善胃肠道功能，有润肠通便的作用。

◎营养与功效

味苦、微寒，性平、无毒，是消热败火良药，具有降压、抗炎、解痉、降血脂、抑病毒、凉血止血、清肝降压等功效，适宜高血压病、高血脂症、血管硬化之人食用；适宜痔疮出血、大便带血、小便出血之人食用；适宜糖尿病人、视网膜炎者食用；适宜银屑病、颈淋巴结核患者食用。

槐米能够凉血止血，故主要用于出

血属于血热的病症，可配合地榆治疗下部出血如便血、尿血、痔血，配合仙鹤草、白茅根治疗上部出血如咯血、衄血等。

槐米能够降低血压，预防中风。其中槐米所含的芸香苷（芦丁）是具有增强毛细血管抵抗力的维生素，可增强血管壁弹性，提高毛细血管的韧性，对高血压患者有防止脑血管破裂的功效，可预防中风。

◎营养师健康提示

吃刺槐花最好是先用开水烫一下、再炒，且不能大量吃。

有的槐树花吃了会过敏，甚至中毒，所以槐树花要慎吃。

◎典籍记载

《本草纲目》记载："点瘦肩吾长服槐子，年七十余，发鬓皆黑，目看细字，有云服明目，百发还黑，眩晕、便秘、有痔及下者，尤宜服之。"

◎选购

以个大、紧、色绿的为佳。

◎适用量

每次 5 ～ 9 克。

◎总热量

116 千卡（每 100 克可食部分）。

◎ 呵护肠胃蔬菜类

胡萝卜

胡萝卜能够促消化、增强食欲，加快胃肠蠕动。

胡萝卜又称金笋、丁香萝卜，汉朝时由中亚、北非一带传入我国，所以名称中含有"胡"字。胡萝卜以黄、红色为多，白色少见，营养丰富，对人体具有多种补益功效，故有"小人参"之称。

◎对肠胃病患者的作用

胡萝卜性平味甘，所含胡萝卜素是蔬菜中最多的，含有钾、钠及维生素A、B族维生素、维生素C均较高，有增进消化、补充营养、使大便成形的作用。

◎营养与功效

胡萝卜味甘，性凉，有养血排毒、健脾和胃的功效，富含糖类、脂肪、挥发油、维生素A等营养成分。现代医学已经证明，胡萝卜是一种有效的解毒食物，它不仅含

有丰富的胡萝卜素，而且含有大量的维生素A和果胶，与体内的汞离子结合之后，能有效降低血液中汞离子的浓度，加速体内汞离子的排除。

胡萝卜所含有的大量胡萝卜素，可以促进机体的正常生长与繁殖，维持上皮组织，防治呼吸道感染，保持视力正常，可治疗夜盲症和眼干燥症。胡萝卜素可以清除导致人衰老的自由基。

胡萝卜含有琥珀酸钾，可防治血管硬化与高血压，妇女多食胡萝卜可以预防卵巢癌。

胡萝卜中的琥珀酸钾盐是降低血压的有效成分，高血压患者饮用胡萝卜汁可以使血压迅速降低。胡萝卜含有较多的核黄素和叶酸，叶酸也具有抗菌作用。胡萝卜中的木质素也能够提高机体的抗癌免疫力，间接消灭癌细胞。

胡萝卜中的胡萝卜素与维生素A是溶脂性物质，可以溶解脂肪；胡萝卜中还有槲皮素、山柰酚等，能增加冠状动脉血流量，从而降低血压、血脂。富含的果酸胶钙与胆汁结合后可以从大便中排出，而要产生胆汁酸就要动用身体里的胆固醇，将

血液中的胆固醇水平降低。

胡萝卜中含有五种必需氨基酸，十几种酶以及钙、磷、铁、锰、钴等矿物元素和维生素，这些成分对于防止血脂升高、预防动脉粥样硬化很有好处。胡萝卜中含有槲皮素、山奈酚等，能够加速冠状动脉血流量，降低血脂、血压，强心。

◎营养师健康提示

胡萝卜素和维生素A是脂溶性物质，胡萝卜应用油炒熟或和肉类一起炖煮后再食用，以利吸收。不要过量食用。大量摄入胡萝卜素会令皮肤的色素产生变化，变成橙黄色。酒与胡萝卜同食，会造成大量胡萝卜素与酒精一同进入人体，而在肝脏中产生毒素，导致肝病。

◎选购

以体形圆直、表皮光华、色泽橙红、无须根的为佳。

◎适用量

每次 100 克。

◎总热量

43 千卡（每 100 克可食部分）。

胡萝卜营养成分（每100克可食用部分）

名称	含量	名称	含量
碳水化合物	8.8克	脂肪	0.2克
蛋白质	1.0克	纤维素	1.1克
维生素A	688.0微克	维生素C	13.0毫克
维生素E	0.41毫克	胡萝卜素	4130.0微克
硫胺素	0.04毫克	核黄素	0.03毫克
烟酸	0.6毫克	胆固醇	—
镁	14.0毫克	钙	32.0毫克
铁	1.0毫克	锌	0.23毫克
铜	0.08毫克	锰	0.24毫克
钾	190.0毫克	磷	27.0毫克
钠	71.4毫克	硒	0.63微克

◎ 呵护肠胃蔬菜类

苦瓜

苦瓜祛内热，清肠胃，增进食欲，护养肠胃。

又名凉瓜、锦荔子、癞葡萄、癞瓜，葫芦科苦瓜属一年生攀援草本。全国各地均有栽培，是药食两用的食疗佳品，幼嫩果实可供食用，因味苦得名。原产热带亚洲，广泛分布于亚热带、热带及温带地区。

◎对肠胃病患者的作用

苦瓜味苦性寒，可祛内热、清肠胃、增进食欲，胃寒体虚者应慎食。苦瓜性寒，儿童和肠胃功能较弱者，不能长期大量食用。

◎营养与功效

中医认为，苦瓜性味甘、寒，入脾、

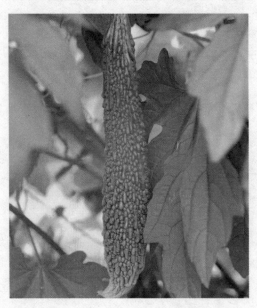

胃经，有清暑除烦、解毒止痢之功，适用于中暑烦躁、热渴引饮、痈肿痢疾等症，具有清凉解渴、养颜美容、促进新陈代谢等功效。苦瓜中含有丰富的维生素 B_1、维生素 C 及多种矿物质，长期饮用能够延年益寿，增强身体的抵抗能力。青苦瓜适宜热天患有疮疖、痱子、目赤、咽喉痛、急性痢疾之人食用；也适宜糖尿病患者食用，有降血糖效果；适宜癌症患者食用，有助于提高人体内的抗癌能力，还适宜夏令当作清暑止渴的果品食用，能预防中暑。青苦瓜祛暑解热，明目清心；熟苦瓜养血滋肝，益脾补肾。果实含苦瓜苷、多种氨基酸、果胶、丙酸等成分。

苦瓜味苦性寒，维生素 C 含量丰富，有除邪热、解疲劳、清心明目、益气壮阳的功效。国外科学家还从苦瓜中提炼出一种被称为奎宁精的物质，含有生物活性蛋白，能提高免疫系统功能，同时还利于人体皮肤新生和伤口愈合。所以常吃苦瓜还能增强皮层活力，使皮肤变得细嫩健美。

◎营养师健康提示

平素脾胃虚寒，腹泻便溏之人忌食青苦瓜。苦瓜生吃性极寒，孕妇慎食。

◎选购

果形要正直、果皮洁白、果面无伤痕及无瓜蝇叮咬，果实未呈红熟、结实不柔软的为佳。

◎适用量

每次 50 克。

◎总热量

19 千卡（每 100 克可食部分）。

苦瓜营养成分（每100克可食用部分）			
名称	含量	名称	含量
脂肪	0.1克	泛酸	0.37毫克
蛋白质	1.2克	烟酸	0.3毫克
碳水化合物	3克	膳食纤维	1.5克
维生素A	10微克	钙	34毫克
B族维生素	10.07毫克	铁	0.6毫克
维生素B₂	0.04毫克	磷	36毫克
维生素B₆	0.06毫克	钾	200毫克
维生素C	125毫克	钠	1.8毫克
维生素E	0.85毫克	铜	0.06毫克
维生素K	41微克	镁	18毫克
胡萝卜素	0.06毫克	锌	0.29毫克
叶酸	72微克	硒	0.36毫克

◎呵护肠胃蔬菜类

茄子

茄子清热解暑，提高毛细血管抵抗力。

茄子，属茄科植物茄的果实，其别名叫落苏、草鳖甲。名落苏者，因其味老如酥酪故得其雅名；而谓之草鳖甲者，实因古人善以干茄治疗疟疾寒热，加之鳖甲亦有清热除湿、滋阴治疟之功，和干茄同类，故在避讳其名中，则又冠以草鳖甲之名也。茄子的种类很多，正如苏颂所说："茄子处处有之。其类有数种：紫茄、黄茄，南北通有；白茄、青水茄，唯北土有之。"故从形态上讲，现代常见的茄子有圆茄、灯泡茄、线茄等三种；从颜色上分，又有紫茄、白茄、青茄等。至于烹调食疗之法，除了炒、烧、焖、烤、油炸、煎煮、凉拌、做汤、熬羹、制酱、制粉冲服或外用，或辅以鸡、鸭、猪、牛、羊等动物之肉食用外，还可以制成酒剂饮服，用以防病保健。

◎对肠胃病患者的作用

茄子性凉味甘，所含营养与番茄一样，还含有人体所需的8种氨基酸。富含维生素E，能提高毛细血管抵抗力，防止出血，适宜慢性胃炎出血患者食用。

◎营养与功效

茄子的营养比较丰富，含有蛋白质、脂肪、碳水化合物、多种维生素以及钙、磷、铁等多种营养成分。特别是维生素P的含量很高，每100克中即含维生素P700毫克，这是许多蔬菜水果望尘莫及的。维生素P能使血管壁保持弹性和生理功能，防止硬化和破裂，所以经常吃些茄子，有助于防治高血压、冠心病、动脉硬化和出血性紫癜，对心血管疾病并发糖尿病的患者来说，食疗作用更是明显。

中医学认为，茄子属于寒凉性质的食物，所以夏天食用，有助于清热解暑。对于容易长痱子、生疮疖的人，尤为适宜。消化不良、容易腹泻的人，则不宜多食，正如李时珍在《本草纲目》中所说："茄性寒利，多食必腹痛下利。"

◎营养师健康提示

茄子秋后其味偏苦，性寒更甚，体质虚冷之人不宜多食。油炸的茄子会大量流失其含有的维生素 P，可挂糊上浆后再炸，能减少营养损失。

◎选购

购回茄子用保鲜膜装好，放入冰箱，恒温可保鲜 1～2 天，新鲜的茄子为深紫色、有光泽，带未干枯的柄，粗细均匀，无斑。

◎适用量

每次 100 克。

◎总热量

19 千卡（每 100 克可食部分）。

茄子营养成分（每100克可食用部分）

名称	含量	名称	含量
脂肪	0.3克	泛酸	0.6毫克
蛋白质	0.8克	烟酸	0.5毫克
碳水化合物	4克	膳食纤维	1.3克
维生素A	63微克	钙	32毫克
维生素B_1	0.03毫克	铁	0.4毫克
维生素B_2	0.04毫克	磷	19毫克
维生素B_6	0.06毫克	钾	152毫克
维生素C	8毫克	钠	11.3毫克
维生素E	1.13毫克	铜	0.1毫克
维生素P	700微克	镁	13毫克
维生素K	9微克	锌	0.23毫克
胡萝卜素	0.04毫克	硒	0.48微克
叶酸	19微克		

◎ 呵 护 肠 胃 蔬 菜 类

芹菜

芹菜具有稳定肠胃、清热消炎的功效。

芹菜别名旱芹、药芹菜，原产于地中海地区，属伞形科、旱芹属，为两年生草本植物。芹菜由俄罗斯的高加索地区传入我国，从汉代起开始栽培，距今已有近2000年的历史，最初作为观赏植物种植，以后逐渐习惯食用，经过历年来的培育和选择，形成了现在的叶柄细长、植株高大的中国类型芹菜。目前，芹菜栽培几乎遍及全国，在我国形成了一些比较著名的生产基地，如河北省的遵化市、河南省的商丘市、山东省的潍坊市、内蒙古的集宁市等。芹菜适应性较强，它是周年生产、全年均衡供应的蔬菜种类之一。

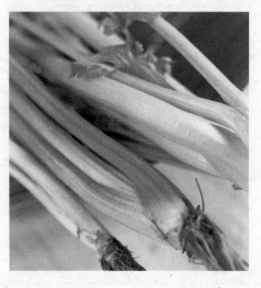

◎对肠胃病患者的作用

芹菜含有植物蛋白质的营养成分，不油不腻，芹菜中挥发油药效，有稳定肠胃神经功能和清热消炎。还有促进肠胃蠕动，防止便秘的作用，纤维素可加快排泄胃肠中代谢废物。

◎营养与功效

味辛、甘，性凉，可清热平肝、利胃下气、利小便。富含碳水化合物和蛋白质，具有健胃、利尿、净血调经、降血压、镇静等作用。还含有脂肪、维生素及矿物质，其中磷和钙的含量较高，常吃对高血压、血管硬化、神经衰弱、小儿软骨病等有辅助治疗作用。同时芹菜还含有挥发性的芹菜油，具香味，能促进食欲。芹菜含芳香油、矿物质和丰富的维生素。叶用芹含维生素C较多，根用芹的含量略少，矿物盐和纤维素较丰富。除作蔬菜外，芹菜的芳香油经蒸馏提炼后可用做调和香精的原料。

芹菜含铁量较高，是缺铁性贫血患者的佳蔬，是治疗高血压及其并发症的首选之品。对于血管硬化、神经衰弱患者亦有辅助治疗作用。

肝火过旺、皮肤粗糙者及经常失眠、头痛的人可适当多吃些。由于芹菜富含矿物质元素，所以中老年人更宜多吃芹菜，以增加体内的钙和铁。同时，芹菜还含有挥发性的芳香油，香味诱人，吃芹菜对增进食欲，帮助消化、吸收都大有好处。

◎营养师健康提示

芹菜叶中所含的胡萝卜素和维生素 C 比茎多，因此吃时不要把能吃的嫩叶扔掉。芹菜有降血压的作用，故血压偏低者慎用。

◎选购

芹菜品种繁多，主要有水芹、旱芹和西芹。选购时，注意芹菜的鲜嫩程度，以农家刚上市、茎秆粗壮、色亮、无黄叶、无萎叶的为佳。

◎适用量

每餐约 100 克。

◎总热量

14 千卡（每 100 克可食部分）。

芹菜营养成分（每100克可食用部分）

名称	含量	名称	含量
脂肪	–	泛酸	0.26毫克
蛋白质	0.6克	烟酸	0.3毫克
碳水化合物	2.7克	膳食纤维	0.9克
维生素A	8微克	钙	152毫克
维生素B$_1$	0.03毫克	铁	8.5毫克
维生素B$_2$	0.04毫克	磷	18毫克
维生素B$_6$	0.08毫克	钾	163毫克
维生素C	6毫克	钠	516.9毫克
维生素E	0.2毫克	铜	0.09毫克
维生素K	10微克	镁	18毫克
胡萝卜素	0.5毫克	锌	0.1毫克
叶酸	29微克	硒	0.5微克

◎ 呵护肠胃蔬菜类

大白菜

大白菜促进肠胃蠕动，预防肠胃病与癌症。

大白菜古时又叫菘，有"菜中之王"的美名，据说这是齐白石老先生提出来的。齐老有一幅写意的大白菜图，并题句说："牡丹为花中之王，荔枝为百果之先，独不论白菜为蔬之王，何也？"于是，"菜中之王"的美名不胫而走，流传开来。在我国北方的冬季，大白菜更是餐桌上必不可少的，故有"冬日白菜美如笋"之说。大白菜具有较高的营养价值，有"百菜不如白菜"的说法。

◎对肠胃病患者的作用

大白菜中含有丰富的粗纤维，能促进胃肠蠕动，减少粪便在体内的存留时间，这样能够减少大便中各种致癌物质与肠黏膜的接触时间，减少致癌物质和毒素对肠黏膜的刺激强度。

大白菜是果蔬中的含锌冠军，可促进

人体对钙的吸收，减少钙的流失。

大白菜中含有一种化合物，能够帮助分解同乳腺癌相关的雌激素。美国纽约激素研究所的科学家发现，由于中国和日本妇女常吃白菜，所以乳腺癌的发病率比西方妇女低得多。

白菜富含维生素，具有护肤养颜的功效，可促进人体排毒和对动物蛋白质的吸收。

如果人体中铝元素超标，会引起脑神经元的衰老，干扰高级神经的功能，导致言行失常，智力衰退，引起老年痴呆症，还可能引起骨骼疾病等。大白菜含有对人体有益的硅元素，能够迅速地将铝元素转化成铝硅酸盐而排出体外。可见，大白菜是铝的克星。此外，在骨及结缔组织（腱、韧带、软骨）的生长中，硅也起了很大的作用。同时，硅还具有软化血管、延缓人体衰老的功能。

◎营养与功效

中医认为，大白菜微寒味甘，有养胃生津、除烦解渴、利尿通便、化痰止咳、清热解毒之功效。

◎营养师健康提示

切白菜时，宜顺丝切，这样白菜易熟。

烹调时不宜用煮焯、浸烫后挤汁等方法，以避免营养素的大量损失。白菜在腐烂的过程中产生了毒素，所产生的亚硝酸盐能使血液中的血红蛋白丧失携氧能力，使人体发生严重缺氧，甚至有生命危险。

大白菜中含有少量的、会引起甲状腺肿大的物质，这种物质干扰了甲状腺对必需矿物质碘的利用，而食用一定量的碘盐、海鱼、海产品和食用海藻可以补充碘的不足。

◎选购

质量好的大白菜应是新鲜、嫩绿、较紧密和结实的。有虫害，松散，茎粗糙、叶子干瘪发黄，带土过多，发育不良的大白菜质量较差。

◎适用量

每次 100 克。

◎总热量

13 千卡（每 100 克可食部分）。

大白菜营养成分（每100克可食用部分）

名称	含量	名称	含量
蛋白质	1.0克	维生素E	0.06毫克
脂肪	0.1克	钙	29毫克
碳水化合物	2.9克	磷	21毫克
胆固醇	–	钾	109毫克
膳食纤维	1.0克	钠	39.9毫克
维生素A	2微克	镁	12毫克
胡萝卜素	10微克	铁	0.3毫克
维生素B$_1$	0.02毫克	锌	0.15毫克
维生素B$_2$	0.01毫克	硒	0.04微克
维生素C	8毫克	铜	0.01毫克
烟酸	0.32微克	锰	0.05毫克

◎ 呵护肠胃蔬菜类

菠菜

菠菜通肠利胃、养血止血、润燥通便。

古代中国人称菠菜为"红嘴绿鹦哥"，又叫波斯菜、赤根菜。《本草纲目》中认为食用菠菜可以"通血脉，开胸膈，下气调中，止渴润燥"。古代阿拉伯人称它为"蔬菜之王"。菠菜不仅含有大量的胡萝卜素和铁，也是维生素 B_6、叶酸、铁质和钾质的极佳来源。菠菜含有大量的蛋白质，每 500克菠菜的蛋白质含量相当于两个鸡蛋的蛋白质含量。此外，菠菜还富含酶。

◎对肠胃病患者的作用

菠菜性凉味甘，所含的酶能促进胃肠和胰腺的分泌，能养血止血、通肠利胃、润燥通便。

◎营养与功效

菠菜能促进胰岛素分泌，从而降低血糖，是糖尿病患者必吃的食物。菠菜除了

好吃，还有相当丰富的营养，特别适用于糖尿病患者。菠菜中含有大量的胡萝卜素，也是维生素 B_6、叶酸、铁质和钾质的极佳来源。此外，它含有的核黄素、维生素 C、钙质和镁质都超过每日建议摄取量的10%。菠菜富含抗氧化剂，可用来防止心力衰退。这种抗氧化剂，对保持人体健康异常重要。因为人们的生活环境日益复杂，有多种射线和化学物质，使人体产生带电荷的自由基，这些自由基能杀死细胞，最终导致人的心脏等重要器官病变，记忆力减退。而菠菜中含有大量抗氧化剂，它能吸收有害的自由基，从而使人保持健康。

菠菜是养颜佳品，对缺铁性贫血极为有效，能够使面色红润；能够清理人体肠胃热毒，能养血止血，敛阴、润燥、防治便秘。

菠菜中大量的高纤维可缓解血糖上升速率，刺激肠胃蠕动，帮助排便和排毒加快胆固醇的排出，有利于脂肪和糖分代谢，是控制高血脂与高血糖的必需物质。

◎营养师健康提示

很多人都爱吃菠菜，但一定要注意，菠菜不能直接烹调，因为它含草酸较多，有碍机体对钙的吸收，故吃菠菜时宜先用

沸水烫软，捞出再炒。应尽可能地多吃一些碱性食品，如海带、蔬菜、水果等，以促使草酸钙溶解排出，预防结石。

◎选购

选叶片鲜嫩、没有蛀洞的。

◎适用量

每次 80 ～ 100 克。

◎总热量

24 千卡（每 100 克可食部分）。

菠菜营养成分（每100克可食用部分）			
名称	含量	名称	含量
脂肪	0.3克	泛酸	0.2毫克
蛋白质	2.4克	烟酸	0.6毫克
碳水化合物	2.5克	膳食纤维	1.4克
维生素A	487微克	钙	158毫克
维生素B₁	0.04毫克	铁	1.7毫克
维生素B₂	0.11毫克	磷	44毫克
维生素B₆	0.3毫克	钾	140毫克
维生素C	15毫克	钠	117.8毫克
维生素E	1.74毫克	铜	0.1毫克
生物素	270毫克	镁	58毫克
维生素K	210微克	锌	0.52毫克
胡萝卜素	13.32毫克	硒	0.97微克
叶酸	110微克		

◎ 呵护肠胃蔬菜类

西红柿

西红柿可健胃消食，生津止渴。

西红柿又名番茄，属茄科，一年生草本蔬菜，味甘，性微寒，全株有软毛，花黄色。相传西红柿最早生长在南美洲，当时人们对于其妖艳的颜色十分警惕，视为"狐狸的果实"，又称为"狼桃"，只供欣赏，不敢品尝。18世纪传入我国，目前西红柿的品种有4700多个，其中小的叫"圣女果"，形如樱桃；大的状如苹果，有扁的，也有圆的。西红柿的颜色有大红的、粉红的、青绿的，还有鲜红的。它含有多种氨基酸和维生素，而且矿物质和微量元素含量也很高。

◎对肠胃病患者的作用

西红柿能生津止渴、健胃消食，故对食欲不振有很好的辅助治疗作用。

◎营养与功效

西红柿含有丰富的钙、磷、铁、胡萝卜素及B族维生素和维生素C，生、熟皆能食用，味微酸适口。西红柿肉汁多，对肾炎病人有很好的食疗作用，而且含糖量较低，可以作为糖尿病患者的食疗食品。西红柿有美容效果，常吃具有使皮肤细滑白皙的作用，可延缓衰老。它富含番茄红素，具有抗氧化功能，能防癌，且对动脉硬化患者有很好的食疗作用。

◎营养师健康提示

西红柿营养丰富，一般人均可食用，特别适合糖尿病患者食用，注意青色的西红柿不宜食用。胃酸过多者以及空腹时不宜吃西红柿，因为西红柿中含有大量的胺质、果质和可溶性收敛剂等，食后容易引起胃胀痛。

西红柿中的茄红素能够保护心血管，减少心脏病的发生。西红柿味甘酸微寒，有生津止渴、凉血平肝、健胃消食、清热解毒、降低血压的功效，对于肾脏病患者及高血压患者有很好的治疗效果。

多吃西红柿能够抗衰老，使皮肤白皙，同时能够防治动脉粥样硬化、冠心病和高血压病。

◎选购

催熟的西红柿多为反季节上市，大小通体全红，手感很硬，外观呈多面体，子呈绿色或未长子，瓢内无汁；而自然成熟的西红柿周围有些绿色，捏起来很软，外观圆滑，透亮而无斑点，而子粒是土黄色，肉质为红色，沙瓢，多汁。

◎适用量

每天约 100 克。

◎总热量

19 千卡（每 100 克可食部分）。

西红柿营养成分（每100克可食用部分）

名称	含量	名称	含量
脂肪	0.2克	泛酸	0.17毫克
蛋白质	0.9克	烟酸	0.6毫克
碳水化合物	3.54克	膳食纤维	0.5克
维生素A	92微克	钙	10毫克
维生素B$_1$	0.03毫克	铁	0.8毫克
维生素B$_2$	0.03毫克	磷	24毫克
维生素B$_6$	0.08毫克	钾	191毫克
维生素C	8毫克	钠	5毫克
维生素E	0.57毫克	铜	0.06毫克
维生素K	4微克	镁	9毫克
维生素P	700微克	锌	0.13毫克
胡萝卜素	0.37毫克	硒	0.15微克
叶酸	22微克		

◎ 呵护肠胃蔬菜类

扁豆

扁豆可增进食欲、健脾胃、养肠胃。

扁豆别名眉豆、娥眉豆、藕豆、鹊豆、沿篱豆，为豆科菜豆族扁豆属植物中的一个栽培种，一年生或越年生草质藤本植物，荚果扁，镰刀形或半椭圆形，长5~7厘米；种子3~5颗，产色有绿白、浅绿、粉红与紫红等色；目前栽培的主要品种有紫红小白扁、猪血扁、红筋扁、白花大白扁和大刀铡扁等品种。以嫩豆荚或鲜豆粒作蔬菜，老熟种子作粮食，富含蛋白质和淀粉，炒食或腌渍，味鲜美。扁豆是直根系，茎蔓生，分长、短蔓两类。原产印度，我国南北均有栽培。

◎**对肠胃病患者的作用**

扁豆富含蛋白质和多种氨基酸，经常食用能健脾胃、增进食欲。夏季多吃一些扁豆有消暑、清热的作用。中医认为扁豆有调和脏腑、安神、益气健脾、消暑化湿和利水消肿的功效。

◎**营养与功效**

扁豆性味甘、平、无毒，入脾、胃经，能清暑解渴、健脾和胃、除湿止泻、解毒下气、和中止呃；扁豆花最宜于祛暑；扁豆衣可清热去湿。

扁豆营养丰富，含蛋白质、钙、磷、铁、硫胺素，此外，扁豆还含有B族维生素、维生素C及烟酸等，具有增强免疫功能和防癌的功效。扁豆中含胡萝卜素和叶黄素，是提取胡萝卜素的好原料。扁豆干燥的种皮和花健脾化湿，也可入药。现代医学研究表明，扁豆中含有血球凝集素，这是一种蛋白质类物质，可增加脱氧核糖核酸和核糖核酸的合成，抑制免疫反应和白细胞与淋巴细胞的移动，故能激活肿瘤病人的淋巴细胞产生淋巴毒素，对机体细胞有非特异性的伤害作用，故有显著的消退肿瘤的作用。扁豆还是低热量食物，若配合其他绿色蔬菜食用，能更好地促进身体新陈代谢。

◎**营养师健康提示**

服用单胺氧化酶抑制剂药物的人，不宜食用扁豆，因为扁豆中含有的酪胺成分可使血压升高，产生肺水肿等不适症状。

◎**选购**

上等的扁豆色泽鲜绿，豆荚硬实，掰开时横断面可见荚果壁充实，豆粒与荚壁间没有空隙，撕扯两边筋丝很少。如果扁豆在贮存过程中表皮出现褐斑，表示已老化，纤维化程度高，豆荚脱水，品质已变劣。

◎ **适用量**

每次 60 克。

◎ **总热量**

37 千卡（每 100 克可食部分）。

◎ **烹饪特别提示**

扁豆中含有毒成分红细胞凝集素和皂素，彻底加热可破坏这种毒素，烹调时加热不彻底会导致毒素留存。食用时若没有熟透，则会发生中毒。为防止中毒发生，在食用前要略加处理，可用沸水焯过或热油煸，直至变色熟透，方可安全食用。

扁豆营养成分（每100克可食用部分）

名称	含量	名称	含量
脂肪	0.2克	膳食纤维	2.1克
蛋白质	2.7克	钙	38毫克
碳水化合物	8.2克	铁	1.9毫克
维生素A	25微克	磷	54毫克
维生素B$_1$	0.04毫克	钾	178毫克
维生素B$_2$	0.07毫克	钠	3.8毫克
维生素PP	0.9毫克	铜	0.12毫克
维生素C	13毫克	镁	3.4毫克
维生素E	0.24毫克	锌	0.72毫克
胡萝卜素	150微克	硒	0.94毫克
烟酸	0.9毫克		

◎ 呵护肠胃蔬菜类

土豆

土豆促进肠胃蠕动、通便，可治疗消化不良。

土豆又名马铃薯，是粮菜兼用型的蔬菜，与稻、麦、玉米、高粱一起被称为全球五大农作物。在法国，土豆被称为"地下苹果"。土豆营养成分齐全，而且易被人体消化吸收，在欧美享有"第二面包"的称号。

◎ 对肠胃病患者的作用

土豆所含的粗纤维，有促进肠胃蠕动和加速胆固醇在肠道内代谢的功效，具有通便和降低胆固醇的作用，可以治疗习惯性便秘和预防胆固醇增高。

土豆可以用来治疗消化不良，效果显著，是肠胃病和心脏病患者的良药以及优质保健食品。

◎ 营养与功效

每100克土豆含钾高达300毫克，专家认为，每周吃5～6个土豆可使中风机会下降40%。中医认为，土豆性平味甘，具

有和胃调中、益气健脾、强身益肾、活血消肿等功效，可辅助治疗消化不良、习惯性便秘、神疲乏力、慢性胃痛、关节疼痛、皮肤湿疹等症。土豆对消化不良的治疗有特效，是胃病和心脏病患者的良药及优质保健食品。

土豆淀粉在体内被缓慢吸收，不会导致血糖过高，可用作糖尿病患者的食疗食品。土豆是低热能、高蛋白，含有多种维生素和微量元素的食品，也是理想的减肥食品。

土豆富含粗纤维，可促进肠胃蠕动和加速胆固醇在肠道内代谢的功效，具有通便和降低胆固醇的作用，可以治疗习惯性便秘和预防血胆固醇增高。

◎ 营养师健康提示

土豆宜去皮吃，有芽眼的部分应挖去，以免中毒。土豆切开后容易氧化变黑，属于正常现象，不会造成危害。人们经常把切好的土豆片、土豆丝放入水中，去掉过多的淀粉以便烹调，但注意不要泡太久，否则营养流失严重。皮色发青或发芽的土豆不能吃，以防龙葵素中毒。

孕妇也要慎食，以防发生妊娠危险。

土豆中含有丰富的营养物质，所以去皮不宜太厚。

白水煮土豆时，加点牛奶，不但味道好，而且可以防止土豆肉质发黄。

◎选购

以表皮光滑、个体大小一致且没有发芽的为佳。

◎适用量

每次约 130 克。

◎总热量

76 千卡（每 100 克可食部分）。

土豆营养成分（每100克可食用部分）

名称	含量	名称	含量
脂肪	2克	烟酸	1.1毫克
蛋白质	2克	钙	8毫克
碳水化合物	16.5克	铁	0.8克
维生素A	5微克	镁	23毫克
维生素C	27毫克	钾	342毫克
维生素D	34毫克	锰	14毫克
胡萝卜素	0.8微克	锌	37毫克
膳食纤维	7克	铜	12毫克
胆固醇	－	磷	40毫克
硫胺素	0.8毫克	钠	2.7毫克
核黄素	0.4毫克	硒	7.8微克
生物素	73微克		

◎ 呵护肠胃蔬菜类

苋菜

苋菜清热解毒、补血止血。

又名青苋菜，为苋科一年生草本植物苋的全株，按其叶片的不同颜色，又可分为绿苋、红苋、紫苋、花苋等。苋菜原产我国，全国各地均有栽培，去根洗净食用，是夏秋季常用蔬菜。

◎ 对肠胃病患者的作用

苋菜性凉味甘，营养丰富，含钙、铁量是蔬菜中最高的，比菠菜高且易于吸收，而胡萝卜素含量是茄果的2倍以上，有清热解毒、补血止血的作用，能够很好地保肠护胃。

◎ 营养与功效

苋菜具有除湿止痢、通利二便、利窍

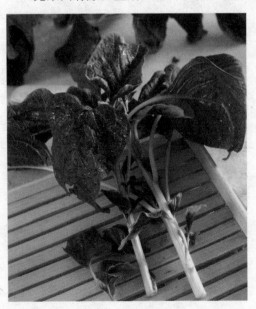

止血等功效，适用于痢疾、肠炎、大便涩带、便秘、淋证、麻疹不透、漆疮瘙痒等病症。现代研究发现，苋菜营养丰富，富含蛋白质、脂肪、糖类、粗纤维、胡萝卜素等，其中蛋白质比牛奶更能充分地被人体吸收。苋菜富含维生素，有祛病之功，对心血管病、胃肠炎、便秘、黄疸病及癌症均有一定的疗效。作药用，可取鲜叶或汁用，也可取全株晒干长期备用。可辅治眼疾、齿疾、毒蛇咬伤、感冒、脓肿等病症。

苋菜富含容易被人体吸收的钙质，能够有效促进牙齿和骨骼的生长，并能够预防肌肉痉挛。苋菜含有大量的铁、钙和维生素 K，可以促进造血功能，常食苋菜还能够促进排毒、防治便秘、减肥轻身。

◎ 营养师健康提示

脾胃虚寒者慎服，慢性腹泻者不宜多食。苋菜所含草酸较多，煮时最好先用沸水焯过，这样草酸可溶于水，并能去掉涩味。

烹调苋菜时，时间不宜过长。不可将苋菜与甲鱼、龟同食。

◎ 选购

选购时手握苋菜，手感软的为嫩，手感硬的为老，5~6 月为最佳食用期。

◎适用量

每天 100 克。

◎总热量

25 千卡（每 100 克可食部分）。

苋菜营养成分（每100克可食用部分）

名称	含量	名称	含量
脂肪	0.3克	膳食纤维	2.2克
蛋白质	2.8克	钙	187毫克
碳水化合物	5.0克	铁	5.4毫克
维生素A	352微克	磷	59毫克
维生素B$_1$	0.03毫克	钾	207毫克
维生素B$_2$	0.12毫克	钠	32.4毫克
维生素PP	0.8毫克	铜	0.13毫克
维生素C	47毫克	镁	119毫克
维生素E	0.36毫克	锌	0.80毫克
胡萝卜素	2110微克	硒	0.52微克
视黄醇	–	锰	0.78毫克
灰分	1.7克		

◎ 呵护肠胃蔬菜类

韭菜

韭菜补虚益阳、调和脏腑。

又名起阳草、长生韭，为白合草本植物韭菜的茎叶，现有青韭菜、韭黄、韭白之分，我国多数地区均有栽培。韭菜在北方是过年包饺子的主角。其颜色碧绿、味道浓郁，无论用于制作荤菜还是素菜，都十分提味。韭黄是韭菜的软化栽培品种，因不见阳光而呈黄白色，其营养价值都要逊于韭菜。

◎对肠胃病患者的作用

韭菜性温味辛，有温中行气、补虚益阳、调和脏腑的作用，能够抑制痢疾杆菌、大肠杆菌。韭菜含有丰富的纤维素，促进肠胃蠕动，能够预防肠癌。韭菜有温中行气、散血解毒、保暖、健胃整肠的功效，用于反胃呕吐、消渴、吐血、尿血、痔疮等症，都有相当好的缓解作用。

◎营养与功效

韭菜为辛温补阳之品，能温肝补肾，

因此在药典上有"起阳草"之称，还有温中行气之功效。韭菜含有较多的粗纤维，能增进胃肠蠕动，可有效预防习惯性便秘和肠癌，这些纤维还可以把消化道中的头发、沙砾、金属屑甚至是针包裹起来，随大便排出体外，有"洗肠草"之称。韭菜含有挥发性精油及含硫化合物，具有促进食欲和降低血脂的作用，对高血压、冠心病、高血脂等有一定疗效。含硫化合物还具有一定杀菌消炎的作用。

针对老人，韭菜可以用来治疗尿频：取新鲜韭菜50克，洗干净切段。先用粳米煮粥，粥煮好以后放入韭菜、熟油、精盐、味精，同煮至米粥黏稠即可。每日2～3次温热服食，有温补肾阳、固精止遗的功效，可辅助治疗肾阳虚、遗尿和尿频。

针对女人，韭菜可以用来祛斑、减肥：韭菜含有发挥油含硫化合物，能降低血脂及扩张血脉，使黑色素细胞内酪氨酸系统功能增强，从而导致皮肤毛囊的黑色素改变，收到消除皮肤白斑和使头发乌油发亮的效果。韭菜还含有丰富的植物纤维素，具有减肥的作用。患有皮肤白斑症的女性，常吃韭菜可以达到去斑、减肥的双重效果。

◎营养师健康提示

多食会上火，隔夜熬韭菜不能吃。

初春时节的韭菜品质最佳，晚秋的次之，夏季的最差，有"春食则香，夏食则臭"之说。

◎选购

尽量挑选叶子较宽，手感柔软且有一定厚度、颜色浓绿且没有折叶的韭菜。拿在手中，如果发现菜叶松松垮垮地向下垂，则说明已经不新鲜了。

◎适用量

每次 50 克。

◎总热量

26 千卡（每 100 克可食部分）。

韭菜营养成分（每100克可食用部分）

名称	含量	名称	含量
脂肪	4克	膳食纤维	1.4克
蛋白质	2.4克	钙	42毫克
碳水化合物	3.2克	铁	1.6毫克
维生素A	235微克	磷	38毫克
维生素C	24毫克	钾	247毫克
维生素E	96毫克	钠	8.1毫克
硫胺素	0.2毫克	铜	0.8毫克
核黄素	0.9毫克	镁	25毫克
胆固醇	—	锌	43毫克
胡萝卜素	0.8微克	锰	43毫克
烟酸	8毫克	硒	1.38微克

◎ 呵护肠胃蔬菜类

芥菜

芥菜促进肠蠕动、清热解毒、消除体内自由基。

又称盖菜、雪菜，是十字花科芸薹属一年生草本植物。类型和品种很多，有芥子菜、叶用芥菜、茎用芥菜、薹用芥菜、芽用芥菜、根用芥菜等。平时所说的芥菜一般指叶用芥菜。叶用芥菜有大叶芥菜、小叶芥菜、雪里红、包心芥菜等，广东地区以大叶芥菜、小叶芥菜最常见。

◎对肠胃病患者的作用

芥菜有清热解毒、清理肠胃的功效，能消除体内的自由基，增加肠胃蠕动，将动物蛋白质在体内代谢所产生的毒性物质排出。

◎营养与功效

性味辛温，归肺、脾、胃经，具有利尿止泻、祛风散血、消肿止痛的作用，主治小便不利、腹泻、痢疾、咳血、牙龈肿痛、喉痛声哑、痔疮肿痛、漆疮瘙痒、跌

打损伤、关节疼痛等病症。现代医学认为，芥菜富含维生素、矿物质、膳食纤维等成分，尤其含有可消除强力雌激素作用的成分，以避免肿瘤受刺激而生长，治寒饮内盛、咳嗽痰滞、胸膈满闷、脾胃虚寒、脘腹胀满、呃逆反胃。芥菜含有蛋白质、脂肪、矿物质、粗纤维和水炭素，能消暑清热、明目安胃。

芥菜含有丰富的膳食纤维，可促进结肠蠕动，缩短粪便在结肠中的停留时间，防止便秘，并通过稀释毒素降低致癌因子浓度，从而发挥解毒防癌的作用。

芥菜含有一种硫代葡萄糖苷的物质经水解后能产生挥发性芥子油，具有促进消化吸收的作用。芥菜还具有一种特殊的鲜香气味，能增进食欲，帮助消化。

芥菜还有清热解毒、抗菌消肿的作用，能抗感染和预防疾病的发生，抑制细菌毒素的毒性，促进伤口愈合。芥菜能利尿除湿，促进机体水、电解质平衡。因其性热，故还可温脾暖胃。

◎营养师健康提示

凡疮疡、目疾、痔疮、便血及体内郁热，目赤肿痛患者忌食。忌与鲫鱼同食，

否则易引发水肿。

芥菜常被制成腌制品食用，因腌制品含有大量的盐分，故高血压、血管硬化的患者应注意少食以限制盐的摄入。芥菜用于食疗时不宜烧得过烂，否则鲜味全无，且易诱发高血压。

◎选购

以新鲜、颜色绿色为佳。

◎适用量

每次 50 克。

◎总热量

24 千卡（每 100 克可食部分）。

芥菜营养成分（每100克可食用部分）

名称	含量	名称	含量
蛋白质	2克	钙	230毫克
脂肪	0.4克	磷	47毫克
碳水化合物	4.7克	钾	281毫克
胆固醇	－	钠	30.5毫克
膳食纤维	1.6克	镁	24毫克
维生素A	52微克	铁	3.2毫克
胡萝卜素	310微克	锌	0.7毫克
维生素B_1	0.03毫克	硒	0.7微克
维生素B_2	0.11毫克	铜	0.08毫克
维生素C	31毫克	锰	0.42毫克
维生素E	0.74毫克		

◎ 呵护肠胃蔬菜类

茼蒿

茼蒿养脾胃、利肠胃，治疗慢性肠胃病和便秘。

又名蓬蒿、蒿菜、蒿子竿等，为一年生或二年生绿叶蔬菜，属菊科菊属。它有蒿之清气，菊之甘香。因其叶形似菊，又称菊花菜。我国普遍栽培的茼蒿有大叶和小叶两大形态类型。大叶茼蒿又叫板叶茼蒿或圆叶茼蒿，叶宽大，叶片缺刻少而浅，品质佳，产量高，栽培比较普遍。小叶茼蒿又叫花叶茼蒿或细叶茼蒿，叶狭小，叶片缺刻多而深，香味浓，产量低，栽培较少。

◎对肠胃病患者的作用

《本草纲目》有记载：茼蒿"安心气，养脾胃，消痰饮，利肠胃"。丰富的粗纤维有助肠道蠕动，促进排便，达到通腑利肠的目的。现代临床医学试验证明，茼蒿可治疗慢性肠胃病和习惯性便秘，有暖胃作用，适合肠胃有寒气者食用。茼蒿中含有

特殊香味的挥发油，有助于宽中理气、消食开胃、增加食欲。茼蒿含有多种氨基酸、脂肪、蛋白质及较高量的钠、钾等矿物盐，能调节体内水液代谢，通利小便，清除水肿。具有消食开胃，通便利腑、清血养心、润肺化痰、稳定情绪、防止记忆力减退等功能。此外，茼蒿气味芬芳，可以消痰开郁，避秽化浊，利小便，降血压。

◎营养与功效

性平，味甘辛，可清热、化痰、通血脉，适宜夏季酷暑、烦热头昏、睡眠不安之人食用；适宜高血压病人、头晕脑涨、大便干结者食用；适宜肺热咳嗽，痰多黄稠之人食用；适宜贫血或骨折之人食用。是暖胃和养肠的有益蔬菜，含有一种挥发性的精油以及胆碱等物质，具有开胃健脾、降压补脑等效能。常食茼蒿，对咳嗽痰多、脾胃不和、记忆力减退、习惯性便秘等，均大有裨益。现代医学研究发现，茼蒿营养十分丰富，除了含有维生素A、维生素C之外，胡萝卜素的含量比菠菜高，并含丰富的钙、铁，所以茼蒿也称为"铁钙的补充剂"，是儿童和贫血患者的必食佳蔬。还有促进蛋白质代谢的作用，有助脂肪的

分解。茼蒿有健脾消肿、消热解毒、行气利尿、消积通便之效，可治感冒发热、腹痛腹胀、肠炎痢疾、消化不良、便秘、营养不良性水肿、脾虚浮肿、乳腺炎、高血压、水肿、吐血等。

◎营养师健康提示

茼蒿中的芳香精油遇热易挥发，这样会减弱茼蒿的健胃作用，所以烹调时应注意旺火快炒。余烫或凉拌有利于胃肠功能不好的人。

茼蒿辛香滑利，腹泻者不宜多食。阴虚发热者不宜食用。

◎选购

新鲜、无虫害、没抽薹的为佳。

◎适用量

每餐 50～100 克。

◎总热量

21 千卡（每 100 克可食部分）。

茼蒿营养成分（每100克可食用部分）

名称	含量	名称	含量
脂肪	0.3克	膳食纤维	1.2克
蛋白质	1.9克	钙	73毫克
碳水化合物	3.9克	铁	2.5毫克
维生素A	252微克	磷	36毫克
维生素B$_1$	0.04毫克	钾	220毫克
维生素B$_2$	0.09毫克	钠	161.3毫克
维生素PP	0.6毫克	铜	0.06毫克
维生素C	18毫克	镁	20毫克
维生素E	0.92毫克	锌	0.35毫克
胡萝卜素	1510微克	硒	0.60微克
视黄醇	—	锰	0.28毫克
灰分	0.9克		

◎ 呵护肠胃蔬菜类

莲藕

莲藕通便止泻、健脾开胃、益血补血。

又名玉节，双子叶植物纲，睡莲科，多年生草本水生植物，原产亚热带多雨地区，在我国已有 3000 多年的栽培历史，霜降前后采收，作为蔬菜食用，也可作种。莲藕，微甜而脆，十分爽口，可生食也可做菜，而且药用价值相当高，是老幼妇孺、体弱多病者上好的食品和滋补佳珍。

◎对肠胃病患者的作用

健脾开胃，通便止泻。莲藕中含有黏液蛋白和膳食纤维，能与人体内胆酸盐，食物中的胆固醇及甘油三酯结合，使其从粪便中排出，从而减少脂类的吸收。

莲藕散发出一种独特清香，还含有鞣

质，有一定健脾止泻作用，能增进食欲、促进消化、开胃健中，有益于胃纳不佳、食欲不振者恢复健康。莲藕还可以有效改善肠胃功能，同时可以促进皮肤的新陈代谢。

◎营养与功效

性平味甘，无毒，入心、肺、脾、胃经，可清热凉血、补中养神、散瘀止泻、健脾生肌、开胃消食、益血止血，主治肺热咳嗽、烦躁口渴、脾虚泄泻、食欲不振及各种血症。

莲藕含铁量极高，常食可预防缺铁性贫血。莲藕含有的丹宁酸有收缩血管和止血的作用，对于瘀血、吐血、尿血、便血者及产妇极为合适。莲藕富含维生素 C 与膳食纤维，对于肝病、便秘、糖尿病等症的治疗颇有裨益。

中医认为，生食藕能凉血散瘀，熟食能补心益肾，具有滋阴养血的功效，可以补五脏之虚，强壮筋骨，补血养血。藕堪称男女老幼秋季的保健食品。现代医学研究发现，莲藕含大量淀粉、蛋白质、B 族维生素、维生素 C、脂肪、碳水化合物及钙、磷、铁等多种矿物质，肉质肥嫩，白净滚圆，口感甜脆，生食堪与梨媲美。生藕甘凉、熟藕甘温。

莲藕具有清热生津、凉血止血、补脾止泻等功效，常用于热血烦渴、衄血、便血、稀便、头昏、目眩等症。

◎营养师健康提示

藕性寒，生吃清脆爽口，但碍脾胃，脾胃消化功能低下、大便溏泄、体虚者不宜生吃。

◎选购

以藕节肥大粗短，表面鲜嫩，不烂不伤不带尾的为佳。

◎适用量

每次 50 克。

◎总热量

70 千卡（每 100 克可食部分）。

莲藕营养成分（每100克可食用部分）

名称	含量	名称	含量
脂肪	2克	膳食纤维	1.2克
蛋白质	1.9克	钙	39毫克
碳水化合物	15.2克	铁	1.4毫克
维生素A	3微克	磷	58毫克
维生素C	44毫克	钾	243毫克
维生素E	73毫克	钠	44.2毫克
硫胺素	9毫克	铜	11毫克
核黄素	0.3毫克	镁	19毫克
胆固醇	–	锌	23毫克
胡萝卜素	1微克	锰	1.3毫克
烟酸	0.3毫克	硒	39微克

◎ 呵护肠胃蔬菜类

冬瓜

冬瓜促进消化，排除肠胃垃圾，降脂降压。

又名白瓜、东瓜、枕瓜，为葫芦科冬瓜属，一年生蔓性草本植物。原产于中国和东印度，在我国栽培历史已有2000多年。冬瓜呈圆、扁圆或长圆形，大小因品种而异，多有一层白色蜡质粉末。依其形状分为扁、圆、筒、枕头形；依瓜皮颜色分为青皮和白皮。冬瓜肉厚色白，疏松多汁，营养丰富，又富含维生素C，有利尿止渴之功效，具有良好的烹调性，在全国南北各地市场是最受欢迎的蔬菜之一。

◎对肠胃病患者的作用

冬瓜中的粗纤维，能刺激肠道蠕动，使肠道里积存的致癌物质尽快排泄出去。冬瓜皮含有大量的粗纤维，可清除肠胃垃圾。

◎营养与功效

味甘淡，性微寒，入肺、大肠、小肠、膀胱经，具有除心胸痛、润肺消炎、清热解毒、利大小便、消肿定喘、祛湿解暑等功效，用于心胸烦热、小便不利、肺痈咳喘、肝硬化腹水、高血压等病症。冬瓜含蛋白、糖类、胡萝卜素、多种维生素、粗纤维和钙、磷、铁，且钾盐含量高，钠盐含量低，对于需要低钠食物的高血压、肾脏病、浮肿病等患者，尤为适合。

冬瓜含有丙醇二酸，它是一种能抑制糖类转化为脂肪的化合物，可预防人体内的脂肪堆积，具有减肥、降脂的功效，尤其适合糖尿病、肾病、高血压、冠心病患者食用。

冬瓜子中含有脲酶、组胺酸等成分，也有葫芦巴碱，可有效地预防哮喘的发生。《本草纲目》中记载，冬瓜可"去肿、定喘、止咳、化痰、除烦"。

夏天多食冬瓜能够解渴消暑、利尿，免生疔疮。冬瓜含有多种维生素和人体必需的微量元素，可调节代谢平衡，令肌肤洁白如玉，润泽光滑。

冬瓜属于高钾低钠食物，吃冬瓜能够利尿，从而有利于降低体重，降低血压。冬瓜不含油脂肪，肥胖者常食冬瓜能够瘦身健体，经常食用冬瓜对高血压、肾炎水肿、动脉粥样硬化等有辅助治疗作用。

◎营养师健康提示

冬瓜性寒凉，脾胃虚寒易泄泻者慎用；久病与阳虚肢冷者忌食。

◎选购

要选择瓜形大，两端大小近似，呈筒

形，瓜毛稀疏，皮色呈墨绿，无病斑、虫害的优质品。

◎适用量

每次 100 克。

◎总热量

11 千卡（每 100 克可食部分）。

冬瓜营养成分（每100克可食用部分）

名称	含量	名称	含量
碳水化合物	2.6克	脂肪	0.2克
蛋白质	0.4克	纤维素	0.7克
维生素A	13.0微克	维生素C	18.0毫克
维生素E	0.08毫克	胡萝卜素	80.0微克
硫胺素	0.01毫克	核黄素	0.01毫克
烟酸	0.3毫克	胆固醇	－
镁	8.0毫克	钙	19.0毫克
铁	0.2毫克	锌	0.07毫克
铜	0.07毫克	锰	0.03毫克
钾	78.0毫克	磷	12.0毫克
钠	1.8毫克	硒	0.22微克
此外，冬瓜中还含有葫芦巴碱和丙醇二酸等有机物			

◎ 呵护肠胃蔬菜类

黄瓜

黄瓜清热解毒、美容养颜，可预防肠癌的发生。

黄瓜是群众喜爱的一种蔬菜，它之所以姓"黄"，是因为它成熟后浑身变黄色的缘故。据《齐民要术》记载，在北魏时，采摘黄瓜要等色黄的时候。现在，黄瓜黄了只能留作种子用，不供食用，只有碧绿青翠的嫩黄瓜才招人喜欢。黄瓜最初叫"胡瓜"，这是因为它是西汉时从西域引进的。李时珍说："张骞使西域得种，故名胡瓜。"可见，我国引进黄瓜已有2000多年的历史。因为羯族人的后裔赵石勒反对把北方少数民族叫"胡人"，为了避讳，后来将胡瓜改称黄瓜。

◎对肠胃病患者的作用

现代医学研究表明，黄瓜可促使大便通畅，预防肠癌的发生。黄瓜中的纤维素对促进人体肠道内腐败物质的排除和降低

胆固醇有一定作用。

◎营养与功效

性凉，味甘，可清热、利尿、解毒，用于烦渴、小便不利、咽喉肿痛、火眼、烫火伤。现代研究证明，黄瓜含葡萄糖、鼠李糖、半乳糖、甘露糖、木糖、果糖及芸香苷、异槲皮苷、精氨酸的葡萄糖苷等，尚含咖啡酸、绿原酸、多种游离氨基酸和维生素C，又含挥发油1%。叶含豆甾烯醇和 α - 波甾醇。黄瓜中还含有丰富的黄瓜酶，这种生物酶有很强的生物活性，能有效地促进机体的新陈代谢。药理实验发现，黄瓜中所含的娇嫩的细纤维素，具有促进肠道中腐败物质排出和降低胆固醇的作用。

黄瓜还有一种特殊的美容功能，用黄瓜汁来清洁和保护皮肤，或用捣碎的黄瓜来舒展皱纹都颇为有效。最简便易行的方法是，将黄瓜切片抹患处，每日2～3次，此方法适用于防治因日晒引起的皮肤发黑、粗糙等，因黄瓜中所含的黄瓜油对吸收紫外线有良好的作用。

黄瓜种含有丰富的钾盐，钾具有加速血液新陈代谢、排除体内多余盐分的作用，

而黄瓜中的钠含量很低，能够维持人体中的酸碱平衡，有利尿降压的作用。黄瓜的热量很低，含水量为 96% ～ 98%，并且具有降血糖的作用。所以，对于糖尿病患者而言，黄瓜既可以用来当蔬菜也可以用来当药物。

◎营养师健康提示

黄瓜虽然可果、可蔬，但由于维生素及其他营养素含量较少，故不宜单独食用，最好与其他蔬菜、水果同吃，以保证机体所需的营养素。另外，生吃时一定要洗净，以免引起肠道疾病。

◎选购

以新鲜无蔫状的为佳。

◎适用量

每天 1 条（100 克左右）。

◎总热量

15 千卡（每 100 克可食部分）。

黄瓜营养成分（每100克可食用部分）

名称	含量	名称	含量
脂肪	0.2克	泛酸	0.2毫克
蛋白质	0.8克	烟酸	0.2毫克
碳水化合物	2.4克	膳食纤维	0.5克
维生素A	15微克	钙	24毫克
维生素B_1	0.04毫克	铁	0.5毫克
维生素B_2	0.04毫克	磷	24毫克
维生素B_6	0.15毫克	钾	102毫克
维生素C	9毫克	钠	4.9毫克
维生素E	0.46毫克	铜	0.05毫克
维生素K	34微克	镁	15毫克
胡萝卜素	0.09毫克	锌	0.18毫克
叶酸	25微克	硒	0.38微克

◎呵护肠胃蔬菜类

南瓜

南瓜促进肠胃蠕动，保护肠胃，降低胆固醇。

南瓜因产地不同而叫法各异，又名番瓜、麦瓜、倭瓜、金瓜、金冬瓜等。南瓜的适应性很强，南北各地都普遍栽培，为夏秋季的主要蔬菜之一。南瓜富含胡萝卜素、多种矿物质、人体必需的8种氨基酸和儿童必需的组氨酸、可溶性纤维、叶黄素、磷、钾、钙、镁、锌、硅等微量元素。现代营养学和医学表明，多食南瓜可有效防治高血压、糖尿病及肝脏病变，提高人体免疫能力。清代名医陈修园说："南瓜为补血之妙品。"常吃南瓜，可使大便通畅、肌肤丰美，尤其对女性有美容作用，清代名臣张之洞曾建议慈禧太后多食南瓜。南瓜还可以预防中风，因其含有大量的亚麻仁油酸、软脂酸、硬脂酸等甘油酸，这些均为优质油脂。

◎对肠胃病患者的作用

南瓜内含有维生素和果胶，果胶有很好的吸附性，能黏结和消除体内细菌毒素和其他有害物质，如重金属中的铅、汞和放射性元素，起到解毒作用，保护胃黏膜，帮助消化。南瓜所含果胶还可以保护胃肠道黏膜，免受粗糙食品刺激，促进溃疡面愈合，适宜于胃病患者。南瓜所含成分能促进胆汁分泌，加强胃肠蠕动，帮助食物消化。

◎营养与功效

性温，味甘，入脾、胃经，可补中益气、解毒杀虫、降糖止渴，主治久病气虚、脾胃虚弱、气短倦怠、便溏、糖尿病、蛔虫等病症。适宜高血压、冠心病、高血脂患者食用；适宜肥胖之人和中老年便秘之人食用；适宜糖尿病患者食用；适宜同铅、汞等有毒金属密切接触的人食用；适宜癌症患者、泌尿系结石患者食用。

南瓜中所含的大量果胶，在肠道内被充分吸收后，形成一种胶状物质，能延缓对脂质的吸收。果胶还能和体内过剩的胆固醇黏结在一起，从而降低血液胆固醇的含量，起到防止动脉硬化的作用。南瓜所含的纤维素，具有良好的降脂减脂效果和通便作用。

南瓜是一种低糖、低热量的食品。

◎营养师健康提示

南瓜是糖尿病人良好的食物，一般人均可食用，但患有黄疸型肝炎、脚气等症的患者不能食用。

◎选购

要选择新鲜的、没有外伤的南瓜。

◎适用量

每次约 100 克。

◎采收加工

8 ～ 10 月，采收成熟果实，一般鲜用。

◎总热量

22 千卡（每 100 克可食部分）。

南瓜营养成分（每100克可食用部分）

名称	含量	名称	含量
脂肪	0.1克	泛酸	0.5毫克
蛋白质	0.7克	烟酸	0.4毫克
碳水化合物	4.5克	膳食纤维	0.8克
维生素A	148微克	钙	16毫克
维生素B_1	0.03毫克	铁	0.4毫克
维生素B_2	0.04毫克	磷	24毫克
维生素B_6	0.12毫克	钾	287毫克
维生素C	8毫克	钠	0.8毫克
维生素E	0.36毫克	铜	0.03毫克
维生素K	26微克	镁	8毫克
膳食纤维	0.8克	锌	0.14毫克
胡萝卜素	0.89毫克	锌	0.46毫克
叶酸	80微克	硒	0.46微克

◎呵护肠胃蔬菜类

圆白菜

圆白菜增进食欲、促进消化、预防肠胃病与糖尿病。

又称结球甘蓝、卷心菜、洋白菜、莲花白，我国各地都有栽培。口味清香、脆嫩，四季都能吃到，是主要的蔬菜品种之一。近年，西方一些国家的学者们发现，它在抗衰老和防止心脑血管疾病，癌症等方面显现了奇异功效。现在市场上还有一种紫色的圆白菜叫"紫甘蓝"，其营养功效基本上和圆白菜相同。

◎对肠胃病患者的作用

圆白菜中还含有某种"溃疡愈合因子"，对溃疡有着很好的治疗作用，能加速创面愈合，是胃溃疡患者的有效食品。

多吃圆白菜还可增进食欲、促进消化、预防便秘。

◎营养与功效

圆白菜所含的硒，除有助于防止弱视外，还有助于增强人体内白细胞的杀菌力

和抵抗重金属对机体的毒害。具有延缓衰老、抗氧化、提高免疫力，增进身体健康的作用。其中所含的维生素C和钾可以预防和治疗高血压，所含的其他维生素还具有保护黏膜细胞的作用，对胃炎和胃溃疡有一定的功效。圆白菜的营养价值与大白菜相差无几，其中维生素C的含量还比大白菜高出50%左右。此外，圆白菜富含叶酸，这是甘蓝类蔬菜的一个最大优点。新鲜的圆白菜中含有具有杀菌消炎作用的成分，对咽喉疼痛、外伤肿痛、蚊叮虫咬、胃痛、牙痛之类的疾患都有一定的疗效。

◎营养师健康提示

特别适合动脉硬化、胆结石症患者、肥胖患者、孕妇及有消化道溃疡者食用。患有甲状腺肿大者不能吃，因为圆白菜中含有干扰甲状腺对碘的利用的物质。

皮肤瘙痒性疾病、眼部充血患者忌食。圆白菜含有粗纤维量多，且质硬，故脾胃虚寒、泄泻以及小儿脾弱者不宜多食；另外，对于腹腔和胸外科手术后、胃肠溃疡及其出血特别严重时、腹泻及患肝病者时不宜吃。

圆白菜适于炒、炝、拌、熘等，可与

番茄一起做汤，也可做馅心。

如果想吃醋熘圆白菜，在出锅前用一点儿酱油、醋和水淀粉勾芡就行了。

圆白菜能抑制癌细胞，通常秋天种植的圆白菜抑制率较高，因此秋冬时期的圆白菜可以多吃。

购买时不宜多，以免搁放几天后，大量的维生素 C 被破坏，减少菜品本身应具有的营养成分。

◎选购

叶子的绿色带光泽，且颇具重量感的圆白菜才新鲜。

◎适用量

每次 70 克。

◎总热量

22 千卡（每 100 克可食部分）。

圆白菜营养成分（每100克可食用部分）

名称	含量	名称	含量
蛋白质	1.5克	胡萝卜素	70毫克
脂肪	0.2克	钙	49毫克
碳水化合物	4.6克	磷	26毫克
胆固醇	–	钾	124毫克
水分	93.2克	钠	27.2毫克
维生素A	12毫克	镁	12毫克
维生素B$_1$	0.03毫克	铁	0.6毫克
维生素B$_2$	0.03毫克	锌	0.25毫克
维生素PP	0.4毫克	铜	0.04毫克
维生素C	40毫克	锰	0.18毫克
膳食纤维	1.0克		

◎ 呵护肠胃蔬菜类

洋葱

洋葱健胃消食、润肠利便、消炎抑菌、防癌抗癌。

又名葱头、玉葱，百合科两年生蔬菜，是一种很普通的家常菜。洋葱味美且含多种维护心血管的营养素，多食还可降低血脂、防止动脉硬化，在国外被誉为"菜中皇后"。洋葱的营养价值很高，是集营养、保健、医疗为一身的蔬菜。日本的科学家认为，经常食用洋葱可以长期稳定血压，对人体的动脉血管起到很好的保护作用。

◎ 对肠胃病患者的作用

洋葱能促进肠胃蠕动，加强消化能力，且含有丰富的硫，能和蛋白质结合，并且结合的比例最优，对肝脏特别有益，因此有助于排毒。

◎ 营养与功效

中医认为，洋葱性平，味甘、辛，具有健胃消食、平肝、润肠及利尿、发汗作用。近代医学研究发现，洋葱含有硫化物、类黄酮、笨丙素酚类、甾体皂苷类、含氯化合物和前列腺素类等多种化学成分，具有消炎抑菌、防癌抗癌、利尿止泻及降血糖、降血脂、降胆固醇、降血压、抗血小板凝聚、预防心脑血管病、抗氧化、美容等药理作用。

洋葱含有丰富的钙、磷、铁、维生素 B_1、维生素 C、胡萝卜素、尼克酸、前列腺素 A、二烯丙基二硫化物及硫氨基酸等成分，其中的硫氨基酸具有降低血脂和血压的功效，前列腺素 A 具有扩张血管、降低血黏度、预防血栓的作用。洋葱还富含微量元素硒，能降低癌症的发生率。洋葱还可用于预防和治疗糖尿病及肾性水肿，这是因为洋葱含有与降血糖药物甲磺丁脲相类似的有机物，并能在体内生成具有强力利尿作用的槲皮甘素。

洋葱中的硫化合物能够制造辣味，可以直接抑制肝脏中胆固醇的合成。洋葱所含有的硒能够防止血脂氧化沉积，并将已经沉积的胆固醇加以辨别。所含的槲皮素能够抑制自由基的攻击，从而维护血管健康，对防治肿瘤发生也有益。

◎营养师健康提示

不可过量食用，因其易产生挥发性气体，过量食用会产生胀气和排气过多，给人造成不快。凡有皮肤瘙痒性疾病和患有眼疾、眼部充血者应少食。

◎选购

以球体完整、没有裂开或损伤、表皮完整光滑的为佳。

◎适用量

每餐 50 克。

◎总热量

39 千卡（每 100 克可食部分）。

洋葱营养成分（每100克可食用部分）

名称	含量	名称	含量
脂肪	0.2克	泛酸	0.19毫克
蛋白质	1.1克	烟酸	0.2毫克
碳水化合物	8.1克	膳食纤维	0.9克
维生素A	3微克	钙	24毫克
维生素B$_1$	0.03毫克	铁	0.6毫克
维生素B$_2$	0.03毫克	磷	39毫克
维生素B$_6$	0.16毫克	钾	138毫克
维生素C	8毫克	钠	4.4毫克
维生素E	0.14毫克	铜	0.05毫克
生物素	210微克	镁	15毫克
胡萝卜素	20毫克	锌	0.23毫克
叶酸	16微克	硒	0.92微克

◎ 呵护肠胃蔬菜类

荸荠

荸荠利肠通便、促进排毒，减少肠道废物毒素。

俗称马蹄，又称地栗，因它形如马蹄，又像栗子而得名。称它马蹄，仅指其外表；说它像栗子，不仅是形状，连性味、成分、功用都与栗子相似，又因它是在泥中结果，所以有地栗之称。荸荠皮色紫黑，肉质洁白，味甜多汁，清脆可口，自古有"地下雪梨"之美誉，北方人视之为"江南人参"。荸荠既可作为水果，又可算作蔬菜，是大众喜爱的时令之品。

◎对肠胃病患者的作用

荸荠含有丰富的纤维，能刺激肠胃蠕动，帮助排泄，减少肠道中废物和毒素的积聚。

◎营养与功效

荸荠中含的磷是根茎类蔬菜中最高的，能促进人体生长发育和维持生理功能的需要，对牙齿骨骼的发育有很大好处，同时可促进体内的糖、脂肪、蛋白质三大物质

的代谢，调节酸碱平衡。英国在对荸荠的研究中发现了一种"荸荠英"，这种物质对金黄色葡萄球菌、大肠杆菌、产气杆菌及绿脓杆菌均有一定的抑制作用，对降低血压也有一定效果，还对癌肿有防治作用。荸荠是寒性食物，有清热泻火的良好功效。既可清热生津，又可补充营养，最宜用于发烧病人。它还具有凉血解毒、利尿通便、化湿祛痰、消食除胀等功效。

荸荠可治疗呼吸道疾病。在呼吸道传染病较多的季节，吃鲜荸荠有利于防治流脑、麻疹、百日咳及急性咽喉炎。

荸荠具有利肠通便和利尿排淋作用，含有粗蛋白、淀粉，能促进大肠蠕动，临床上常用于治疗热邪引起的食积痞满和大便燥结等；荸荠水煎液能利尿排淋，是尿道感染患者的食疗佳品。

荸荠能够治疗糖尿病，荸荠质嫩多汁，可生津止渴，对糖尿病患者有一定的辅助治疗作用。

荸荠甘寒，能清肺热，又富含黏液质，有生津润肺化痰作用，故能清化痰热，治疗肺热咳嗽、咳吐黄肺黏浓痰等症。

临床常用荸荠治疗舌赤少津、咽干

喉疼、醉酒昏睡等症。高血压、便秘及痔疮出血等患者，宜食用鲜荸荠；将荸荠捣烂外敷，可治妇女乳头裂。若制成荸荠粉，内服清咽化痰，对嗓子、声带的保健大有裨益。

◎营养师健康提示

荸荠不宜生吃。因为荸荠生长在泥中，外皮和内部都有可能附着较多的细菌和寄生虫，所以一定要洗净煮透后方可食用，而且煮熟的荸荠更甜。荸荠属于生冷食物，对脾胃虚寒和有血瘀的人来说不太适合。

◎选购

以深栗色或枣红色的为佳。

◎适用量

每次 10 个左右。

◎总热量

59 千卡（每 100 克可食部分）。

荸荠营养成分（每100克可食用部分）

名称	含量	名称	含量
碳水化合物	14.2克	脂肪	0.2克
蛋白质	1.2克	纤维素	1.1克
维生素A	3.0微克	维生素C	7.0毫克
维生素E	0.65毫克	胡萝卜素	20.0微克
硫胺素	0.02毫克	核黄素	0.02毫克
烟酸	0.7毫克	胆固醇	—
镁	12.0毫克	钙	4.0毫克
铁	0.6毫克	锌	0.34毫克
铜	0.07毫克	锰	0.11毫克
钾	306.0毫克	磷	44.0毫克
钠	15.7毫克	硒	0.7微克

◎呵护肠胃蔬菜类

秋葵

秋葵促进肠道蠕动、帮助排泄，增强体力和耐力。

又名羊角豆、咖啡黄葵、毛茄，原产于非洲，20世纪初由印度引入我国。目前秋葵已成人们所热追的高档营养保健蔬菜，风靡全球。它的可食用部分是果荚，又分绿色和红色两种，其脆嫩多汁、滑润不腻、香味独特，深受百姓青睐。近年来，在日本和西方国家以及台湾、香港等地区已成为热门畅销蔬菜，在非洲许多国家则成为运动员食用之首选蔬菜，更是老年人的保健食品。种子可榨油，秋葵油是一种高档植物油，它的营养成分和香味远远超过芝麻油和花生油。

◎对肠胃病患者的作用

秋葵含有丰富的纤维，能刺激肠胃蠕动、帮助排泄、减少肠道废物和毒素的积聚。有助于消化、增强体力和耐力、保护肠胃、肝脏、皮肤、黏膜的作用并有治疗胃炎、胃溃疡的功效。

◎营养与功效

秋葵嫩果中含有一种黏性液及阿拉伯聚糖、半乳聚糖、蛋白质、草酸钙等，经常食用帮助消化、增强体力、保护肝脏、健胃整肠。秋葵含有特殊的具有药效的成分，能强肾补虚，对男性器质性疾病有辅助治疗作用，是一种适宜的营养保健蔬菜，享有"植物伟哥"之美誉。由于秋葵富含有锌和硒等微量元素，能增强人体防癌抗癌功能。秋葵含有丰富的维生素C和可溶性纤维，不仅对皮肤具有保健作用，且能使皮肤美白、细嫩。

秋葵中蛋白质、维生素及矿物质的含量高于一般蔬菜，具有一种特殊的香味，能迅速消除疲劳、恢复体力，特别对青壮年和运动员有益。常食秋葵有保护皮肤、助消化健胃、理肠胃、清肝毒以及壮阳健肾，增强人体免疫功能的作用。秋葵中含有大量的黏液，所含丰富的钠对关节有毛病的人治疗关节僵硬有效。

◎营养师健康提示

秋葵属于性味偏于寒凉的蔬菜，所以胃肠虚寒、功能不佳、经常腹泻的人不可多食。

◎选购

一般体积越小越嫩，长度最好为 5～10 厘米。可用手轻轻捏，感觉不硬，有点韧度的为佳。

◎适用量

每餐 100 克。

◎总热量

37 千卡（每 100 克可食部分）。

秋葵营养成分（每100克可食用部分）

名称	含量	名称	含量
脂肪	0.1克	膳食纤维	3.9克
蛋白质	2.0克	钙	45毫克
碳水化合物	11.0克	铁	0.1毫克
维生素A	52毫克	磷	65毫克
维生素B$_1$	0.05毫克	钾	95毫克
维生素B$_2$	0.09毫克	钠	3.9毫克
维生素PP	1.0毫克	铜	0.07毫克
维生素C	4毫克	镁	29毫克
维生素E	1.03毫克	锌	0.23毫克
胡萝卜素	310毫克	硒	0.51微克
视黄醇	－	锰	0.28毫克
灰分	0.7克		

◎ 呵护肠胃蔬菜类

竹笋

竹笋开胃助消化、清热化痰、利水消肿、润肠通便。

竹笋又名笋子、绿竹笋、竹芽、竹胎等，原产东亚。竹笋是竹竿的雏形，是供食的部分，脆嫩鲜美、营养丰富，深受人们的喜爱。我国食竹笋历史悠久。

◎**对肠胃病患者的作用**

由于竹笋富含纤维素，能促进肠道蠕动、帮助消化、消除积食、防止便秘，故有一定排毒功效。

◎**营养与功效**

竹笋性味甘、寒，具有清热化痰、利水消肿、润肠通便等功用，据科学分析，它含糖、脂肪、蛋白质，还有胡萝卜素、维生素

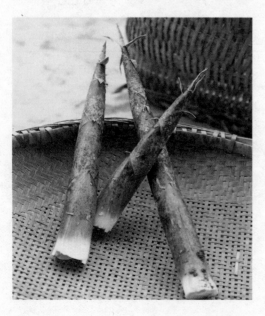

A、维生素 B_1、维生素 B_2、维生素 C 以及磷、铁、钙、镁等微量元素。在竹笋的蛋白质中，至少含有 16～18 不同成分的氨基酸，特别是人体必要的赖氨酸、色氨酸、苏氨酸、丙氨酸等，都有一定的含量。竹笋还有丰富的纤维素，可以促进肠胃的蠕动，帮助消化，防止便秘，对浮肿、腹水、急性肾炎、喘咳、久泻、久痢和糖尿病等有一定疗效。

竹笋含有一种白色的含氮物质，构成了竹笋独有的清香，具有开胃、促进消化、增强食欲的作用，可用于治疗消化不良、脘痞纳呆之病症。竹笋具有低糖、低脂的特点，富含植物纤维，可降低体内多余脂肪，消痰化瘀滞，治疗高血压、高血脂、高血糖症，且对消化道癌肿及乳腺癌有一定的预防作用。人们一般都将竹笋视为"刮油去脂"之品，殊不知竹笋中植物蛋白、维生素及微量元素的含量均很高，有助于增强机体的免疫功能，提高防病抗病能力。

中医认为，竹笋味甘，性寒，无毒，具有消渴、利尿、化痰功用，适用于缓解浮肿、腹水、急性肾炎、喘咳、糖尿病等，其膳食纤维可延缓肠胃排空时间，使餐后

血糖平稳，有辅助降糖的作用。

◎营养师健康提示

严重肾炎、尿道结石、胃痛出血、慢性肠炎、久泄滑脱者慎用。竹笋鲜嫩，不宜炒得过老，否则口感较差。儿童身体正在发育，不宜进食竹笋。

竹笋在食用前应该先用开水焯一下，祛除笋中的草酸。靠近笋尖的部位应该顺着切，下部应该横切，烹制易熟烂入味。

鲜笋存放时不要剥壳。

◎选购

以长成弯曲牛角造型、色泽鲜明、笋壳光滑、笋尖金黄、笋头切口处毛细孔细密不粗糙的为佳。

◎适用量

每次25克。

◎总热量

19千卡（每100克可食部分）。

竹笋营养成分（每100克可食用部分）

名称	含量	名称	含量
脂肪	0.1克	蛋白质	4.1克
碳水化合物	4.4克	维生素A	5微克
维生素B_1	0.05毫克	维生素B_2	0.11毫克
维生素B_6	0.13毫克	维生素C	5毫克
维生素E	0.7毫克	维生素K	2微克
胡萝卜素	0.08毫克	叶酸	63微克
泛酸	0.63毫克	烟酸	0.4毫克
膳食纤维	2.8克	钙	22毫克
铁	2.4毫克	磷	36毫克
钾	587毫克	钠	6毫克
铜	0.15毫克	镁	8毫克
锌	0.43毫克	硒	0.6微克

◎ 呵护肠胃蔬菜类

香椿

香椿促进肠道消化、防止便秘、健胃理气、杀虫固精。

又名椿芽、香椿头，系多年生野生蔬菜。香椿被称为"树上蔬菜"，叶厚芽嫩，香味浓郁，营养远高于其他蔬菜，并且具有较高的药用价值。含有丰富的维生素、蛋白质、糖类、钾、钙、磷和铁，有解热燥湿、收敛止血、止泻、杀虫之功效。

◎对肠胃病患者的作用

香椿若过量食用会引发哮喘病。不能炒得过久，否则口感较差。香椿含有天然性激素物质，能够滋阴补阳，抗衰老，对于不孕不育有一定的疗效，有"助孕素"的美称。

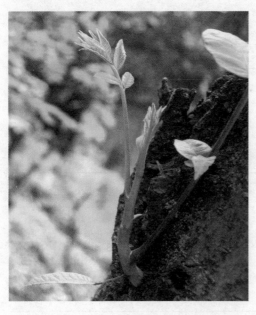

香椿所含有的楝素，能够将肠内蛔虫驱除。

◎营养与功效

中医认为：香椿味苦性寒，有清热解毒、健胃理气、杀虫固精等功效。此外，香椿中还富含维生素C、优质蛋白质和磷、铁等矿物质，是不可多得的珍品。

香椿营养丰富，含有较多的胡萝卜素及维生素C等，具有清热解毒、健胃理气、消炎杀虫之功效。香椿不仅是佳蔬，还是良药，其根、皮、果实都能入药。香椿芽芳香醒脾，开胃进食，尤其适宜脾胃虚弱、脘腹胀满、不思饮食的患者食用。

香椿含有天然性激素物质，能够滋阴补阳，抗衰老，对于不孕不育有一定的疗效，有"助孕素"的美称。

香椿可健胃开脾、清热利湿，是辅助治疗肠炎、痢疾、泌尿系统感染的良药。

◎营养师健康提示

由于香椿富含纤维素，能促进肠道蠕动，帮助消化、消除积食、防止便秘，故有一定排毒功效。

◎选购

香椿是发物，多食容易诱使痼疾复发，

所以慢性疾病患者应该少食或不食。

香椿以谷雨前食用最佳，应吃早、吃鲜吃嫩；谷雨后，其膳食纤维老化，口感乏味，且营养价值也会大大降低。

要选新鲜嫩梢、嫩芽或嫩茎叶。不可过老时采摘，采时过老，其组织已木质化，食味很差。

◎适用量

每次50克。

◎总热量

47千卡（每100克可食部分）。

香椿营养成分（每100克可食用部分）

名称	含量	名称	含量
脂肪	0.4克	膳食纤维	1.8克
蛋白质	1.7克	钙	96毫克
碳水化合物	10.9克	铁	3.9毫克
维生素A	117毫克	磷	147毫克
维生素B$_1$	0.07毫克	钾	172毫克
维生素B$_2$	0.12毫克	钠	4.6毫克
维生素PP	0.9毫克	铜	0.09毫克
维生素C	40毫克	镁	36毫克
维生素E	0.99毫克	锌	2.25毫克
胡萝卜素	700毫克	硒	0.42微克
视黄醇	－	锰	0.35毫克
灰分	1.8克		

◎ 呵护肠胃水果类

西瓜

西瓜清嗓喉、生津液、润肠胃，可防止高血压与肠胃病。

西瓜为葫芦科，西瓜属，一年生蔓性草本植物。全国各地均有栽培。夏季采收，洗净鲜用。表面平滑，皮色浓绿、浅绿、墨绿，常有各种条纹。瓢多汁而甜，深红、淡红、黄色或白色。果瓢含有丰富的矿物盐和多种维生素，是夏季主要的消暑果品。

◎对肠胃病患者的作用

西瓜还有清嗓喉、生津液、通肺腑、润肠胃等药用价值，尤其对于高血压、心脏病、肠胃病、痢疾、小儿厌食、便稀等患者，均有明显的效果。

◎营养与功效

性味甘淡、寒凉、无毒，入心、肺、脾、肾，具有消烦止渴、解暑清热、利水下气、解酒毒之功。主治口疮喉痹、口干烦躁、暑热、血痢、小便不利、黄疸水肿、中暑内热。西瓜瓢含有多种氨基酸、葡萄糖、苹果酸、番茄素及维生素 C 等多种成分。可解暑祛热、消炎降压、利尿、降血压、减少胆固醇在动脉壁上的沉积。西瓜的汁液含丙氨酸、谷氨酸、精氨酸、苹果酸、磷酸、果糖、葡萄糖、蔗糖酶、甜菜碱、腺嘌呤、盐类（主要为钾盐）、番茄烃、维生素 C 以及钙、铁、磷、粗纤维等。现代研究表明，西瓜所含的葡萄糖、盐类和蛋白酶有治疗肾炎和降低血压的作用。常吃西瓜还可使头发秀美稠密。

西瓜中含有大量的水分，可以清热解暑、除烦止渴。西瓜中含有的糖、盐等成分，利尿的同时又能够消除肾脏炎症。西瓜蛋白酶能够将不溶性蛋白质转化为可溶的蛋白质。

药用价值方面，西瓜皮胜于西瓜，有解暑清热、止渴利尿作用。西瓜皮是削去西瓜内层柔软部分，又称西瓜翠衣，性凉味甘，止烦渴，利小便，适宜夏季暑热烦闷、口干作渴、小便不利、口舌生疮，以及糖尿病者食用。

◎营养师健康提示

西瓜是生冷之品，吃多了易伤脾胃，

所以，脾胃虚寒、消化不良、大便溏泄者少食为宜，多食则会腹胀、腹泻、食欲下降，还会积寒助湿，导致疾病。一次食入西瓜过多，西瓜中的大量水分会冲淡胃液，引起消化不良和胃肠道抵抗力下降。妇女行经期间忌食。

冰冻西瓜还会伤及脾胃，影响胃液分泌而使食欲减退，造成消化不良。对消化机能减退的老人来说，吃冰冻西瓜易引起厌食、腹部胀痛、腹泻等胃肠道疾。

◎选购

以体形圆直、表皮光华、色泽橙红、无须根的为佳。

◎适用量

每次 200 克。

◎总热量

25 千卡（每 100 克可食部分）。

西瓜营养成分（每100克可食用部分）

名称	含量	名称	含量
蛋白质	0.6克	钙	8毫克
脂肪	0.1克	磷	9毫克
碳水化合物	5.8克	钾	87毫克
胆固醇	—	钠	3.2毫克
膳食纤维	0.3克	镁	8毫克
维生素A	75微克	铁	0.3毫克
维生素B$_1$	0.02毫克	锌	0.1毫克
维生素B$_2$	0.03毫克	硒	0.17微克
烟酸	0.2毫克	铜	0.05毫克
维生素C	6毫克	锰	0.05毫克
维生素E	0.1毫克		

◎ 呵护肠胃水果类

杨梅

杨梅是生津止渴、和胃消食的水果。

又名树梅、小杨梅、珠蓉、杨莓，属杨梅科杨梅属植物，是我国南方的特产果树。原产太湖之滨的弁山和父子岭一带，故得名弁山杨梅和父子岭杨梅。据记载，已有400多年种植历史。杨梅极似荔枝树，叶细而常青，色呈阴绿，果子如弹圆，色朱殷赤紫，味带酸甜，十分甘隽。杨梅果实初夏成熟，色泽艳丽，酸甜适口。

杨梅营养价值高，是天然的绿色保健食品。据测定：优质杨梅果肉的含糖量为12%～13%，含酸量为0.5%～1.1%，富含纤维素、矿物质元素、维生素和一定量的蛋白质、脂肪、果胶及8种对人体有益的氨基酸，其果实中钙、磷、铁含量要高出其他水果10多倍。杨梅生长在远离大城市的山区，极少或没有被大气污染，栽培管

理粗放，病虫危害较少，具有"绿色无公害水果"之美誉。

◎对肠胃病患者的作用

杨梅味甘酸、性温，具有生津止渴、和胃消食的功能，对于食后饱胀、饮食不消、胃阴不足、津伤口渴等症有较好的食疗效果。

◎营养与功效

性味酸、甘、温，无毒，入肺、脾、胃经，具有生津解渴、和胃止呕、运脾消食之功效，主治烦渴、吐泻、脘腹胀满、疼痛、食积不化等病症。果实治心胃气痛及吐泻；树皮能止血，治下痢，外用治刀伤出血、跌打伤、筋骨痛等。果实含糖类、蜡质、维生素类，树皮含杨梅树皮色素及杨梅树皮苷。现代医学研究表明，杨梅中含有多种维生素，其中以维生素C的含量最为丰富，此外，还含有葡萄糖、柠檬酸、乳酸、苹果酸、果糖及蜡质等物质，堪称为一种天然的固体饮料。不仅如此，杨梅中还含有一定的抗癌物质，对肿瘤细胞的生长有抑制作用。

杨梅含有多种有机酸和大量维生素C，能够直接参与体内糖的代谢与氧化还原，

增强毛细血管的通透性，可降低血脂，组织癌细胞在体内生成。杨梅果仁中的氰胺类、脂肪油等也有抑制癌细胞的作用。

杨梅能够开胃生津、消食解暑，阻止体内糖向脂肪转化，治疗痢疾腹痛。

◎营养师健康提示

杨梅味酸，不宜多食，多食则损齿损筋；溃疡病患者慎食。此外，其性温热，内热火旺体质亦不宜多食。

◎选购

挑选杨梅时要多留意颜色，过于黑红的杨梅或盛器有很深的红色水印，应尽量避免选购。

◎适用量

每次 40 克。

◎总热量

28 千卡（每 100 克可食部分）。

杨梅营养成分（每100克可食用部分）

名称	含量	名称	含量
脂肪	0.2克	膳食纤维	1.0克
蛋白质	0.8克	钙	14毫克
碳水化合物	6.7克	铁	1.0毫克
维生素A	7微克	磷	8毫克
维生素B$_1$	0.01毫克	钾	149毫克
维生素B$_2$	0.05毫克	钠	0.7毫克
维生素PP	0.3毫克	铜	0.02毫克
维生素C	9毫克	镁	10毫克
维生素E	0.81毫克	锌	0.14毫克
胡萝卜素	40微克	硒	0.31微克
视黄醇	—	锰	0.72毫克
灰分	0.3克		

◎ 呵护肠胃水果类

石榴

石榴生津止渴、涩肠止痢、预防高血压和冠心病。

又名安石榴、甜石榴、酸石榴，为石榴属石榴科植物，据传是汉代张骞出使西域带入我国的。石榴属浆果类，果实色泽艳丽，子粒晶莹，大而多汁，甜酸适中，全国各地均有栽培。石榴果实外形独特，皮内百子同房，子粒晶莹，酸甜可口，营养丰实。

◎对肠胃病患者的作用

其果实中富含石榴素、性温涩，既润燥又收敛，有非常高的药用价值，用于治疗肠胃病、高血压和冠心病。

◎营养与功效

性温，味甘或酸，入肺、肾、大肠经，有生津、止渴、涩肠、止泻功效。现代医学证明，石榴果实性味甘酸，涩温无毒，具有杀虫收敛、涩肠止痢等功效。适宜发热病人口舌干燥而渴者食用；适宜患有慢性腹泻、大便溏薄、肠滑久痢、妇女白带清稀频多之人食用；适宜夏天烦热口干、酒醉烦渴者食用；适宜口臭之人和扁桃体炎者食用。石榴具有生津化食，抗胃酸过多、软化血管、止泻、解毒、降温等多种功

能，是一种既具有食用价值，又有药用价值的果中之王。果实含糖、酸，且含有高于苹果、梨两倍的维生素C和磷、铁、钙等矿物质，营养价值极高。石榴汁含有多种氨基酸和微量元素，有助消化、抗胃溃疡、软化血管、降血脂和血糖，降低胆固醇等多种功能。可防止冠心病心病、高血压，可达到健胃提神、增强食欲、益寿延年之功效，对饮酒过量者解酒有奇效。

石榴可以用来美化肌肤，脸色苍白的人可将石榴洗净后切成片涂抹于面部，待汁干后用清水洗净再敷以护肤品，可使皮肤红润起来。

石榴果实中有机酸、维生素C和B族维生素均较丰富，此外尚有蛋白质、脂肪以及钙、磷、钾等矿物质。

石榴的果实、果皮、根及花均可作药。药用果实多用味酸者，有涩肠止血之功。果皮含鞣质、生物碱及熊果酸等，有明显的收敛和抑菌作用，为强力的治痢疾药。根皮含石榴皮碱，为驱虫要药，用于治疗肾结石、糖尿病、乳糜尿也有效。花可止血及赤白带下，还用以泡水洗眼，有明目效能。另外，石榴子油还有雌性激素

样作用。

◎营养师健康提示

糖尿病人忌食；患有急性盆腔炎、尿道炎以及感冒期间忌食石榴；肺气虚弱者忌食，有些肺病患者，如肺痿、矽肺、支气管哮喘、肺脓疡等病人，切忌多食；龋齿疼痛者忌食，石榴多食伤肺损齿。

◎选购

以个大、表面无伤痕、新鲜的为佳。

◎适用量

每次 40 克。

◎总热量

63 千卡（每 100 克可食部分）。

石榴营养成分（每100克可食用部分）

名称	含量	名称	含量
脂肪	0.2克	膳食纤维	4.8克
蛋白质	1.4克	钙	9毫克
碳水化合物	18.7克	铁	0.3毫克
维生素A	–	磷	71毫克
维生素B_1	0.05毫克	钾	231毫克
维生素B_2	0.03毫克	钠	0.9毫克
维生素PP	–	铜	0.14毫克
维生素C	9毫克	镁	16毫克
维生素E	4.91毫克	锌	0.19毫克
胡萝卜素	–	硒	–
视黄醇	–	锰	0.17毫克
灰分	0.6克		

◎ 呵护肠胃水果类

苹果

苹果能够美容养颜、健脾养胃、缓解便秘。

又名奈、频婆，为蔷薇科乔木植物苹果的成熟果实，原产于欧洲。苹果的种类很多，有红香蕉苹果、红富士苹果、黄香蕉苹果等。苹果是世界上栽种最多，产量最高的水果之一。苹果是营养丰富的大众化水果，苹果表面光洁，色泽鲜艳，清香宜人，味甘甜、略带酸味。

◎ 对肠胃病患者的作用

苹果含有丰富的鞣酸、苹果酸、有机酸、果胶和纤维素等物质，有收敛作用，其中的果胶和纤维素又有吸收细菌和毒素的作用，所以能利肠止泻。苹果中的有机酸和纤维素可促进肠蠕动，能使大便松软，便于排泄，因此食用苹果能促进通便。苹果能健脾胃，补中焦之气，促进消化和吸收。

现代医学证明，苹果能中和过剩胃酸，促进胆汁分泌，增加胆汁酸功能，对于脾胃虚弱、消化不良等病症有良好的治疗作用。

◎ 营养与功效

性凉，味甘，有润肺、健胃、生津、止渴、止泻、消食、顺气、醒酒之功效。现代医学认为对高血压的防治有一定的作用。苹果中含有葡萄糖、果糖、蛋白质、脂肪、维生素C、维生素A、维生素E、磷、钙、锌及苹果酸、柠檬酸、酒石酸和钾、钠等。适宜慢性胃炎、消化不良、气滞不通者食用；适宜慢性腹泻、神经性结肠炎之人食用；适宜便秘、高血压、高脂血症和肥胖症患者食用，能防止胆固醇增高；适宜饮酒之后食用，可起到解酒效果；适宜癌症患者、贫血之人和维生素C缺乏者食用。

苹果主要含碳水化合物，其中大部分是糖，还含有鞣酸、有机酸、果胶、纤维素、B族维生素、维生素C及微量元素。中老年人常吃苹果有好处，不仅能止泻，对高血压病也有显著的预防效果。苹果具有预防癌症的特殊作用，苹果中含有大量的纤维素，常吃苹果，可以使肠道内胆固醇含量减少，粪便量增多，缩短排便时间，能够减少直肠癌的发生。

苹果中的钾，能与体内过剩的钠结合，使之排出体外，所以，食入过多盐分时，可多吃苹果以解除。

◎营养师健康提示

脾胃虚寒、腹痛腹泻者不宜多吃，患有糖尿病者忌食。

◎选购

光亮带白粉、外表苍老的为优质苹果。以个大适中、果皮薄细、光泽鲜艳、果肉脆嫩、汁多味香甜、无虫眼及损伤的为佳。

◎适用量

每次 1 个。

◎总热量

52 千卡（每 100 克可食部分）。

苹果营养成分（每100克可食用部分）

名称	含量	名称	含量
蛋白质	0.4克	维生素E	0.21毫克
脂肪	0.1克	钙	2毫克
碳水化合物	14.3克	磷	4毫克
胆固醇	—	钾	—
膳食纤维	0.8克	钠	2.3毫克
维生素A	10微克	镁	3毫克
胡萝卜素	10微克	铁	0.2毫克
维生素B₁	—	锌	0.02毫克
维生素B₂	—	硒	2.31微克
烟酸	—	铜	0.05毫克
维生素C	1.0毫克	锰	0.01毫克

◎ 呵护肠胃水果类

猕猴桃

猕猴桃养胃护胃、清热利尿、解热止痛。

猕猴桃又叫奇异果，很多人以为是新西兰特产，其实它的祖籍是中国，因猕猴喜食而得名，一个世纪以前才引入新西兰。

猕猴桃的病虫害少，一般无需使用农药，是极少数没有农药污染的无公害果品之一，这是维护人体健康的最佳保证。

◎对肠胃病患者的作用

关于猕猴桃的药用价值，中国历代医书均有记载，认为它能调中下气，具有止渴健胃、清热利尿、润燥通便、增强人体免疫力的作用，适用于消化不良、食欲不振、呕吐及维生素缺乏等症。

◎营养与功效

猕猴桃性寒，味甘、酸，具有清热利尿、解热止痛、滋补强身、通淋下石、生

津润燥和健脾止泻等功效，适用于烦热咽干、暑热消渴，也可用于防治癌症、高血压、心脏病等，是不可多得的食疗佳品。因其营养丰富、清香可口，故有"水果之王"、"中华圣果"之美誉。猕猴桃柔软多汁、酸甜可口、营养丰富，含有蛋白质、脂肪、糖类、钙、磷、铁等营养成分，此外还含有人体所必需的 12 种氨基酸。维生素 C 的含量是苹果的 19 ～ 33 倍，是梨的 22 ～ 139 倍。近代医学研究表明，常食猕猴桃，有降低胆固醇及甘油三酯的作用，对高血压、高血脂、肝炎、冠心病、尿道结石有预防和辅助治疗作用。

猕猴桃富含维生素 C，能够有效抑制硝化反应，防治癌症，常吃烧烤的人应多吃猕猴桃。猕猴桃甘酸性寒，能够解热除烦、止渴利尿。

猕猴桃含有大量的天然糖醇类物质肌醇，肌醇作为细胞信号传递过程中的第二信使，在细胞内对激素和神经的传导效应起调节作用，对调节糖代谢有正效应，是糖尿病患者较为理想的水果。

猕猴桃中所含有的植物化学成分——叶黄素可以在人的视网膜上堆积，防止斑

点恶化及其导致的永久性失明，并且能够预防白内障。猕猴桃的果汁能够阻断致癌物质在人体内的合成，可预防癌症的发生。

◎营养师健康提示

猕猴桃性质寒凉，脾胃功能较弱的人食用过多，会导致腹痛腹泻。

由于猕猴桃中维生素 C 的含量颇高，易与奶制品中的蛋白质凝结成块，不但影响消化吸收，还会使人出现腹胀、腹痛、腹泻，故食用猕猴桃后一定不要马上喝牛奶或食用其他乳制品。

◎选购

要选择果实饱满、绒毛尚未脱落的果实，过于软的果实不要买。

◎适用量

每日 200 克。

◎总热量

56 千卡（每 100 克可食部分）。

猕猴桃营养成分（每100克可食用部分）

名称	含量	名称	含量
蛋白质	0.8克	维生素E	2.43毫克
脂肪	0.6克	钙	27毫克
碳水化合物	14.5克	磷	26毫克
胆固醇	–	钾	144毫克
膳食纤维	2.6克	钠	10毫克
维生素A	22微克	镁	12毫克
胡萝卜素	130微克	铁	1.2毫克
维生素B$_1$	0.05毫克	锌	0.57毫克
维生素B$_2$	0.02毫克	硒	0.28微克
烟酸	0.3毫克	铜	1.87毫克
维生素C	62毫克	锰	0.73毫克

香蕉

香蕉是一种杀菌解毒、防止便秘的"开心水果"。

香蕉别名蕉子、甘蕉、大蕉、粉蕉，是芭蕉科多年生常绿大型草本果树的果实，原产于亚洲东南部。据古籍记载，我国香蕉栽培有 2000 多年的历史，是世界上香蕉栽培史上最悠久的国家之一。香蕉含有丰富的蛋白质、糖、钾、磷、维生素 A 和维生素 E 以及膳食纤维。含有泛酸等成分，能够使人在食用后身心舒畅，变得开心，所以香蕉又被称为"开心水果"。

◎对肠胃病患者的作用

香蕉可以通便利尿，防止便秘，是相当好的营养水果。

◎营养与功效

香蕉是人们喜爱的水果之一，盛产于热带、亚热带地区，欧洲人因为它能解除忧郁而称它为"快乐水果"，而且它还是女孩子们钟爱的减肥佳果。香蕉营养高、热

量低，含有称为"智慧之盐"的磷，又有丰富的蛋白质、糖、钾、维生素 A 和维生素 C，同时含很丰富的纤维。

荷兰科学家研究指出，最符合营养标准又能为人们脸上增添笑容的水果就是香蕉。它含有的泛酸等成分，是人体的"开心激素"，能减轻心理压力、解除忧郁、令人快乐。睡前吃香蕉，还有镇静的作用。

香蕉皮中含有杀菌成分，如果皮肤由于真菌、细菌感染而发炎，可以将香蕉皮敷在上面，起到消炎作用。

高血压患者应该多吃香蕉。国外研究发现，连续一周每天吃两个香蕉，可使血压降低 10%，这样的降压效果相当于降压药日服用量所产生的效果的 50%。

◎营养师健康提示

香蕉含易为婴儿吸收的果糖，对于水泻不止的乳糖酶缺乏儿，可作为主食喂养。因其含有多量的钾，故胃酸过多、胃痛、消化不良、肾功能不全者慎用。

香蕉营养价值高，但是并非人人适宜吃。营养师说，香蕉含钾高，患有急慢性肾炎、肾功能不全者，都不适合多吃，建议这些病人如果每天吃香蕉的话，以半根

为限。此外，香蕉糖分高，一根香蕉约含120 卡路里热量（相等于半碗白饭），患糖尿病者也必须注意吸取的分量不能多。

将两根香蕉连皮放在火上烤，然后趁热吃，可改善痔疮及便血；手足因寒冷出现皲裂现象，可将香蕉皮内面擦拭患处，连续几天后，可使皮肤滑润起来；对肺燥、干咳无痰、口鼻干燥的人，可用 3 根香蕉去皮切段，加冰糖和一碗清水，隔水炖一小时，然后连渣吃下，可滋润祛燥。

◎选购

以没有色斑、呈鲜黄色的为佳。

◎适用量

每次 1~2 根。

◎总热量

91 千卡（每 100 克可食部分）。

香蕉营养成分（每100克可食用部分）

名称	含量	名称	含量
脂肪	0.2克	灰分	0.6克
蛋白质	1.4克	膳食纤维	1.2克
碳水化合物	22.0克	钙	7毫克
维生素A	10微克	铁	0.4毫克
维生素B$_1$	0.02毫克	磷	28毫克
维生素B$_2$	0.04毫克	钾	256毫克
维生素C	8毫克	钠	0.8毫克
维生素D	－	铜	0.14毫克
维生素E	0.24毫克	镁	43毫克
维生素PP	0.7毫克	锰	0.658毫克
胡萝卜素	60微克	锌	0.18毫克
视黄醇	未测定	硒	0.87微克

◎ 呵护肠胃水果类

蜜柚

蜜柚消食健胃、生津止渴、化痰止咳、减肥美容。

柚子又名朱栾、雷柚、气柑、文旦等，为芸香科植物常绿果树柚树的成熟果实。广东等南方地区的水果，以广东沙田柚为上品。它味道酸甜，略带苦味，含有丰富的维生素C及大量其他营养成分，是医学界公认的最具食疗效益的水果。

◎对肠胃病患者的作用

《本草纲目》中有记载，蜜柚可"饮食，去肠胃中恶气，解酒毒，治饮酒人口气、不思食口淡，化痰止咳"。蜜柚具有消食健胃、生津止渴、化痰止咳、润肠通便之功效。柚子皮顺气、去油解腻，是清火的上品。

◎营养与功效

柚子味甘、酸，性寒，有健胃化食、下气消痰、轻身悦色、生津止渴、润肠通便之功效。现代医药学研究发现，柚肉中

含有非常丰富的维生素C以及类胰岛素等成分，故有降血糖、降血脂、减肥、美肤养容等功效。经常食用，对高血压、糖尿病、血管硬化等疾病有辅助治疗作用，对肥胖者有健体养颜功能。柚子还可促进伤口愈合，对败血症等有良好的辅助疗效。柚子含有生理活性物质皮苷，可降低血液的黏滞度，减少血栓的形成，故而对脑血管疾病，如脑血栓、中风等也有较好的预防作用。而鲜柚肉由于含有类似胰岛素的成分，更是糖尿病患者的理想食品。

柚子的果皮及果肉里含有大量的果胶，果胶是一种水溶性纤维，不仅能够降低低密度脂蛋白胆固醇即"坏胆固醇"的水平，而且能够保护动脉壁，减少心血管疾病发生的可能。

柚子不但营养价值高，而且还具有健胃、润肺、补血、清肠、利便等功效，可促进伤口愈合，对败血病等有良好的辅助疗效。此外，由于柚子含有生理活性物质皮苷，所以可降低血液的黏滞度，减少血栓的形成，故而对脑血管疾病，如脑血栓、中风等也有较好的预防作用。

柚子中含有大量的果胶，果胶是水溶

性纤维，不仅能够减低血液中的低密度脂蛋白胆固醇，而且能够保护动脉壁，预防心血管疾病的发生。

柚子中的维生素P能够强化皮肤毛细孔功能，加速复原受伤的皮肤组织，天然叶酸可以预防孕妇贫血，促进胎儿发育。

柚子中含有钾却几乎不含钠，是肾脏病患者及心脑血管病患者的最佳食疗水果。

◎营养师健康提示

太苦的柚子不宜吃。凡气虚体弱之人不宜多食，患有糖尿病者忌食。因其性寒，故脾虚便溏者、身体虚寒者不宜多吃。

◎选购

选择底部比较宽且入手沉重，果实较大且外皮较薄的优质品。

◎适用量

每次1大瓣（50克）。

◎总热量

41千卡（每100克可食部分）。

柚子营养成分（每100克可食用部分）

名称	含量	名称	含量
蛋白质	0.8克	胡萝卜素	10毫克
脂肪	0.2克	钙	4毫克
碳水化合物	9.5克	磷	24毫克
水分	89克	钾	119毫克
胆固醇	–	钠	3毫克
维生素A	2毫克	镁	4毫克
维生素B$_1$	–	铁	0.3毫克
维生素B$_2$	0.03毫克	锌	0.4毫克
维生素PP	0.3毫克	硒	0.7毫克
维生素C	23毫克	铜	0.18毫克
膳食纤维	0.4克	锰	0.08毫克

山楂

山楂健脾开胃、消食导滞，可治疗消化不良。

山楂又名山里红、胭脂果、红果、酸楂，为蔷薇科，属植物山楂或野山楂的果实。山楂树为我国特有的果树，已有3000多年的栽培历史，主产于山东、河南、江苏、浙江等地。

◎对肠胃病患者的作用

能健脾开胃、消食导滞，尤其对痛症患者食欲不振，消化不良者更有益处。

山楂可用来治疗饮食积滞、胸腹胀满、疝气、闭经、血瘀等症。中药中"山楂丸"治疗儿童食欲不振，消除肠胃积食非常有效。

◎营养与功效

味酸、甘，性微温，入脾、胃、肝经。中医认为，山楂具有消积化滞、收敛止痢、活血化瘀、化痰行气等功效，用于肉食积滞、脘腹痞满、饮食不化、泄泻痢疾、

小儿乳食积滞等症。山楂片含多种维生素、酒石酸、柠檬酸、山楂酸、苹果酸等，还含有黄铜类、内酯、糖类、蛋白质、脂肪和钙、磷、铁等矿物质，所含的解脂酶能促进脂肪类食物的消化。山楂有促进胃液分泌和增加胃内酶素等功能。山楂中含有山萜类及黄铜类等药物成分，具有显著的扩张血管及降压作用，有增强心肌、抗心律不齐、调节血脂及胆固醇含量的功能。凡伤食后引起的腹满饱胀，尤其是肉类食积不化、上腹疼痛，最为适宜；适宜中老年心血臂疾病的患者食用，包括老年心脏衰弱、高血压、冠心病、心绞痛、高脂血症、阵发性心动过速等；适宜各种癌症患者食用；适宜妇女月经过期不来或产后瘀血腹痛、恶露不尽者食用；适宜细菌性痢疾、肠炎者食用；适宜小儿乳食积滞者食用。此外还适宜肥胖症、坏血病（维生素C缺乏症）、病毒性肝炎、脂肪肝、急慢性肾炎、绦虫病患者食用。

◎营养师健康提示

胃酸过多、消化性溃疡忌服用。健康的人食用山楂也应有所节制。凡脾胃虚弱者忌食山楂；患有龋齿者，不宜多食山楂；

服用人参或西洋参期间，忌食山楂；糖尿病人忌食。

妊娠妇女，患习惯性流产和先兆流产者，禁忌食用山楂，免得伤胎坠胎。

◎选购

挑选果形整齐端正、无畸形、果实个大且均匀，果皮新鲜红艳、有光泽、无皱缩，没有干疤虫眼或外伤，并具有清新的酸甜滋味的优质品。而皮色青暗、没有光泽，表面皱缩、有虫眼、干疤或破皮，果肉干硬或散软，说明该山楂质量差，尽量不要购买。

◎适用量

每次 10～30 克。

◎总热量

95 千卡（每 100 克可食部分）。

山楂营养成分（每100克可食用部分）

名称	含量	名称	含量
蛋白质	0.5克	钙	52毫克
脂肪	0.6克	磷	24毫克
碳水化合物	25.1克	钾	299毫克
胆固醇	–	钠	5.4毫克
膳食纤维	3.1克	镁	19毫克
维生素A	17微克RE	铁	0.9毫克
胡萝卜素	100微克	锌	0.28毫克
维生素B$_1$	0.02毫克	硒	1.22微克
维生素B$_2$	0.02毫克	铜	0.11毫克
维生素C	53毫克	锰	0.24毫克
维生素E	2.12毫克		

◎ 呵护肠胃水果类

大枣

大枣补血养颜、增强食欲，可预防高血脂和高血压。

又名红枣、干枣、美枣、良枣，为鼠李科枣属落叶小乔木枣的成熟果实。鲜枣置阳光下晒干，此时颜色渐变深红，有光泽，即为红枣，又称大枣。红枣既是果实也是药品，自古以来就与桃李梅杏并称为"五果"，而红枣含有丰富的营养成分，含有大量的维生素 C 与维生素 P，又被称做是"五果之王"。我国现存最早的医药学专著《神农本草经》将红枣列为上品。国外的一项临床研究显示，连续吃大枣的病人，健康恢复速度比单纯吃维生素药剂的病人快 3 倍以上。

◎ 对肠胃病患者的作用

凡有湿痰、积滞、齿病、虫病者，则忌吃枣。大枣与葱同食则令人五脏不和，与鱼同食则令腰腹作痛。糖尿病患者切忌多食。

◎ 营养与功效

性平，味甘，入脾、胃、心经，可补脾和胃、益气生津、养血安神、解药毒，主治胃虚食少、脾弱便溏、倦怠乏力等病症。大枣中含有丰富的植物蛋白、多糖、多种微量元素和人体必需微量元素，有保护肝脏、增强肌力、延缓衰老等作用。

大枣中含有丰富的维生素 C，被称为"鲜活的维生素 C 丸"，能够使体内的胆固醇转变为胆汁酸，降低血清胆固醇和甘油三酯水平，保护血管，同时增强人体抵抗力。

大枣能够促进白细胞生成，降低血清胆固醇，提高血清白蛋白，保护肝脏。

大枣能提高人体免疫力，并可抑制癌细胞。药理研究发现，大枣能促进白细胞的生成，降低血清胆固醇，提高血清白蛋白，保护肝脏。大枣中还含有抑制癌细胞成分，甚至可使癌细向正常细胞转化。

大枣中富含钙和铁，它们对防治骨质疏松、贫血有重要作用。中老年人更年期经常会骨质疏松，正在生长发育高峰的青少年和女性容易发生贫血，大枣对他们会有十分理想的食疗作用。大枣对于大病初愈、病后体虚的人有良好的滋补作用。它所含的芦丁，是一种使血管软化，从而使血压降低的物质，对高血压病有防治功效。大枣还可以抗过敏、除腥臭怪味、宁心安神、益智健脑、增强食欲。

◎营养师健康提示

中医中药理论认为，大枣具有补虚益气、养血安神、健脾和胃等作用，是脾胃虚弱、气血不足、倦怠无力患者良好的保健营养品。

◎选购

以果大而圆、肉厚核小、甜味浓、干燥、色紫红的为佳。

◎适用量

每次 10 ～ 30 克。

◎总热量

122 千卡（每 100 克可食部分）。

大枣营养成分（每100克可食用部分）

名称	含量	名称	含量
蛋白质	1.1克	脂肪	0.3克
碳水化合物	30.5克	胆固醇	－
膳食纤维	1.9克	维生素A	40微克RE
胡萝卜素	240微克	维生素B$_1$	0.06毫克
维生素B$_2$	0.09毫克	烟酸	0.9毫克
维生素C	243毫克	维生素E	0.78毫克
钙	22毫克	磷	23毫克
钾	375毫克	钠	1.2毫克
镁	25毫克	铁	1.2毫克
锌	1.52毫克	硒	0.80微克
铜	0.06毫克	锰	0.32毫克

◎ 呵护肠胃水果类

桃子

桃子促进消化液分泌，增强肠胃蠕动，可预防血管疾病。

人们总是把桃作为福寿祥瑞的象征，在民间素有"寿桃""仙桃"的美称。在果品中，桃以其果形美观、肉质甜美被称为"天下第一果"。桃的种类很多，有水蜜桃、肥城桃、白桃、蟠桃和雪桃等，其中尤以肥城桃和深州蜜桃驰名天下，堪称"群桃之冠"。

人们常说鲜桃养人，主要是因桃子性味平和，营养价值高。桃中除了含有多种维生素和果酸以及钙、磷等矿物质外，它的含铁量为苹果和梨的4～6倍。

◎对肠胃病患者的作用

桃子含较多的有机酸和纤维素，能促进消化液的分泌、增加胃肠蠕动，从而起到排毒的作用。

◎营养与功效

桃有补益气血、养阴生津的作用，可用于大病之后气血亏虚、面黄肌瘦、心悸气短者。桃的含铁量较高，是缺铁性贫血病人的理想辅助食物。桃含钾多含钠少，适合水肿病人食用。中医认为，桃子味甘、酸，性温，有生津润肠、活血消积、丰肌美肤作用。可用于强身健体、益肤悦色及治疗体瘦肤干、月经不调、虚寒喘咳等诸症。《随息居饮食谱》中说桃子："补血活血，生津涤热，令人肥健，好颜色。"现代医学研究发现，桃子含有较高的糖分，有使人肥美及改善皮肤弹性，使皮肤红润等作用。对于瘦弱者，常吃桃子有强壮身体、丰肌美肤作用。身体瘦弱、阳虚肾亏者，可用鲜桃数个，同米煮粥食，常服有丰肌悦色作用。

桃仁有去血管栓塞的作用，所以可用于血管栓塞引起的半身不遂。临床上常用于闭经不通、月经痛、血压过高、慢性阑尾炎和跌打伤引起的瘀血肿痛等症状。

◎营养师健康提示

未成熟的桃子、烂的桃子不要吃。成熟的桃子也不宜吃过多，否则会上火。胃肠功能不良者及老人、小孩均不宜多吃。桃子含糖量高，糖尿病人应慎食。桃子不能够与甲鱼同食。

◎选购

最好购买表面有绒毛、颜色不太鲜亮的桃子。

◎适用量

每次 1 个。

◎总热量

48 千卡（每 100 克可食部分）。

桃子营养成分（每100克可食用部分）

名称	含量	名称	含量
碳水化合物	12.2克	脂肪	0.1克
蛋白质	0.9克	纤维素	1.3克
维生素A	3.0微克	维生素C	7.0毫克
维生素E	1.54毫克	胡萝卜素	20.0微克
硫胺素	0.01毫克	核黄素	0.03毫克
烟酸	0.7毫克	胆固醇	—
镁	7.0毫克	钙	6.0毫克
铁	0.8毫克	锌	0.34毫克
铜	0.05毫克	锰	0.07毫克
钾	166.0毫克	磷	20.0毫克
钠	5.7毫克	硒	0.24微克

◎ 呵护肠胃水果类

葡萄

葡萄清除体内垃圾、促进消化，可防治心血管疾病。

又名蒲桃、草龙珠，为葡萄科植物。原产西亚，据说是汉朝张骞出使西域时经丝绸之路带入我国的，已有 2000 年的栽培历史。葡萄的含糖量很高，此外它还含有多种矿物质、维生素及多种具有生理功能的物质。葡萄酒含钾量也相当丰富。

◎ 对肠胃病患者的作用

能帮助肠内黏液组成，清除肝、肠、胃、肾的垃圾。

◎ 营养与功效

中医认为，葡萄味甘微酸、性平，具有补肝肾、益气血、开胃力、生津液和利小便之功效。现代医学研究发现，葡萄含糖量高达 10% ~ 30%，以葡萄糖为主。葡萄中的多量果酸有助于消化，适当多吃些葡萄，能健脾和胃。葡萄中含有矿物质钙、钾、磷、铁以及多种维生素 B_1、维生素 B_2、

维生素 B_6、维生素 C 和维生素 P 等，还含有多种人体所需的氨基酸，常食葡萄对神经衰弱、疲劳过度者大有裨益。

葡萄皮中含有一种有益的抗癌物质，可以防止健康细胞癌变，并能防止癌细胞扩散。葡萄皮中富含一种多羟基酚类化合物——白藜芦醇，具有降血脂、抗血栓、预防动脉硬化、增强免疫能力等作用，还有一种重要物质——单宁，具有抗过敏、延缓衰老、增强免疫和预防心脑血管疾病的功效。葡萄皮中还含有花青素，具有强抗氧化、减轻肝机能障碍、保护心血管等功能。

葡萄中含大量酒石酸，有帮助消化的作用，适当多吃些葡萄能健脾胃，对人体裨益甚大。

葡萄中所含的多酚类物质是天然的自由基清除剂，具有很强的抗氧化活性，可以有效降低肝脏细胞的功能，抵御或减少自由基对于它们的伤害，多酚类物质还能够与细菌、病毒中的蛋白质结合，使其失去致病能力。

葡萄含铁量较高，对缺铁性贫血者，食用葡萄干大有裨益，是治疗的辅助措施。

◎营养师健康提示

吃葡萄后不能立刻喝水，否则很容易发生腹泻。吃葡萄应尽量连皮一起吃，因为葡萄的很多营养成分都存在于皮中，葡萄汁的功能和吐掉的葡萄皮比起来，可谓逊之千里，因此，"吃葡萄不吐葡萄皮"是有道理的。

◎选购

果穗大、果粒饱满、果粒稀疏、新鲜、外有白霜、果粒颜色较深、味甜的最佳。

◎适用量

每天 100 克。

◎总热量

43 千卡（每 100 克可食部分）。

葡萄营养成分（每100克可食用部分）

名称	含量	名称	含量
蛋白质	0.3克	脂肪	0.4克
碳水化合物	10.2克	膳食纤维	1.8克
钙	11毫克	铁	0.2毫克
磷	7毫克	钾	124毫克
钠	0.5毫克	铜	0.1毫克
镁	6毫克	锌	0.02毫克
硒	0.5微克	维生素B_1	0.05毫克
维生素B_2	0.03毫克	维生素B_6	0.04毫克
维生素C	4毫克	维生素E	0.34毫克
胡萝卜素	0.13毫克	泛酸	0.1毫克
烟酸	0.2毫克	维生素A	5微克
叶酸	4微克	生物素	44微克

◎ 呵护肠胃菌类

蘑菇

蘑菇抗菌抗癌、健胃开脾、促进排毒、防止便秘。

又名口蘑、白蘑菇、洋蘑菇等，是黑伞科植物蘑菇的子实体，味鲜可口，是居家及筵席上的珍品。西方人称为"上帝的食品"，是国际上公认的"保健食品"、"增智食品"。蘑菇味道鲜美，口感细腻软滑，可炒食可凉拌。

◎ 对肠胃病患者的作用

蘑菇被世人公认为是高蛋白、低脂肪、低热量、高维生素的保健食品。含有蛋白质、脂肪、钙、磷、铁、碘、铜、锌、钾、镁等营养成分，性平味甘，具有补气益胃和润燥透疹等功效，其中所含的氨基酸和维生素还有抗菌、抗癌作用和健脾开胃的功能，可以增加食欲。

◎ 营养与功效

蘑菇性味甘凉，归肺、胃经，具有理气开胃、补脾益气、化痰、降血脂的功效，对高血脂、高胆固醇、肥胖症具有良好的

食疗功效。蘑菇适合于脾胃虚弱、饮食不香、胃胀不失、肺虚咳嗽、痰多黄稠及慢性肝炎等病。现代研究发现，蘑菇还具有防癌抗癌的功效。蘑菇中含有广谱抗菌素，具有消炎的作用，还可治疗感冒；对金黄色葡萄球菌、伤寒杆菌、大肠杆菌，有抑制作用。

蘑菇是补硒的佳品，蘑菇汤入腹数小时后，血液中的硒含量和血红蛋白数量就会增加，血液中谷胱甘肽过氧化镁的活性则显著增强，能够防止过氧化物损害机体，降低因缺硒引起的血压升高和血黏度增加，调节甲状腺的工作，提高免疫力。

蘑菇中含有大量的植物纤维，具有防止便秘、促进排毒、预防糖尿病及大肠癌、降低胆固醇含量的作用，是理想的减肥美容的食品。

◎ 营养师健康提示

蘑菇宜配肉菜食用，制作菜肴不要放味精或鸡精。气滞者慎食。

蘑菇宜食新鲜的，食用袋装蘑菇前需要漂洗多遍以去除化学物质。

◎ 选购

以蘑菇完整、菌伞未开、菌柄与菌伞

颜色一致、坚实肥厚、质地细嫩、清香味
鲜的为佳。

◎适用量

每次 30 克。

◎总热量

242 千卡（每 100 克可食部分）。

蘑菇营养成分（每100克可食用部分）

名称	含量	名称	含量
脂肪	3.3克	膳食纤维	17.2克
蛋白质	38.7克	钙	169毫克
碳水化合物	31.6克	铁	19.4毫克
维生素A	－	磷	1655毫克
维生素B$_1$	0.07毫克	钾	3106毫克
维生素B$_2$	0.08毫克	钠	5.2毫克
维生素PP	44.3毫克	铜	5.88毫克
维生素C	－	镁	167毫克
维生素E	4.91毫克	锌	9.04毫克
胡萝卜素	－	硒	－
视黄醇	－	锰	5.96毫克
灰分	17.2克		

◎ 呵护肠胃菌类

香菇

香菇促进肠胃蠕动，清理人体肠胃毒素。

香菇系真菌门，担子菌纲，口蘑科，香菇属。子实体伞状，半肉质至革质，是一种生长在木材上的真菌类，是世界著名的食用菌。香菇按其外形可分为花菇、厚菇、薄菇和菇丁四种。香菇营养丰富，味道鲜美，被视为"菇中之王"。

◎对肠胃病患者的作用

香菇含有丰富的纤维素，能促进肠胃蠕动，不仅可减少肠道对胆固醇的吸收，而且可防止便秘。还能清理人体肠胃毒素，增强人体免疫功能，从而达到健康。

◎营养与功效

味甘，性平，入肝、胃经，可益气补

虚，健脾养胃、托痘毒。《日用草本》记述，香菇"益气不饥，治风破血"，有补气益胃、增智健脑、降脂减肥、防癌抗癌、延年益寿等功能，适用于体质虚弱、久病气虚、气短乏力、饮食不香、小便频数、痘症等。香菇益气不饥，治风破血，益胃助食，治头痛、头晕、感冒。香菇含有双链核糖核酸，能诱导产生干扰素，抑制病毒生长；含有的腺嘌呤和胆碱，对肝硬化亦有预防作用；还有一定的降血压、降血脂作用。香菇营养丰富，含有 18 种氨基酸，7 种为人体所必需。所含麦角甾醇，可转变为维生素 D，有增强人体抗疾病和预防感冒的功效；香菇多糖有抗肿瘤作用；腺嘌呤和胆碱可预防肝硬化和血管硬化；酪氨酸氧化酶有降低血压的功效；香菇具有调节人体新陈代谢、帮助消化、降低血压、减少胆固醇、预防肝硬变、消除胆结石、防治佝偻病等功效。

◎营养师健康提示

香菇性极滞濡，中寒与滞者，不宜食用。还应注意，痧痘后忌食。

◎选购

以体圆齐正、菌伞肥厚、盖面平滑、质

干不碎，手捏菌柄有坚硬感，放开后菌伞随即膨松如故，色泽黄褐，菌伞下面的褶裥要紧密细白，菌柄要短而粗壮，远闻有香气，无焦片、雨淋片、霉蛀和碎屑的为佳。

◎适用量

每次 4～8 朵。

◎总热量

19 千卡（每 100 克可食部分）。

香菇营养成分（每100克可食用部分）

名称	含量	名称	含量
脂肪	0.3克	钙	2毫克
蛋白质	2.2克	磷	53毫克
碳水化合物	5.2克	钾	20毫克
膳食纤维	3.3克	钠	1.4毫克
维生素B₂	0.08毫克	镁	11毫克
维生素C	1毫克	锌	0.66毫克
维生素D	440微克	硒	2.58微克
维生素E	11.34毫克	铜	0.12毫克
维生素P	-	锰	0.25毫克
维生素K	320微克	硒	2.58微克
胡萝卜素	0.1毫克		

◎ 呵护肠胃菌类

黑木耳

黑木耳滋阴润燥、养胃润肠、治疗慢性胃炎。

黑木耳是木耳的一种，因其生长在朽木上，形似人的耳朵，色黑或褐黑，故名黑木耳，又名木菌、树鸡。本品既可食用，又可入药，是药食兼用之品。黑木耳源于木耳科真菌木耳、毛木耳或皱木耳的子实体，多寄生在桑、栎、榆、杨、槐树等枯朽的枝干上，原为野生，现多为人工培植。

◎对肠胃病患者的作用

黑木耳滋阴润燥和养胃润肠，适合于慢性胃炎。

◎营养与功效

黑木耳性平味甘，具有补气益智、滋养强壮、补血活血、凉血止血等功效，适用于高血压、崩中漏下、贫血、失眠、慢性胃炎等多种疾病，也是健康人常食的滋补品。黑木耳是一种家庭佳蔬，可汤可菜，味纯鲜美，营养十分丰富，深

受人们的喜爱。黑木耳含丰富的蛋白质、矿物质和维生素，其中蛋白质不仅含量高，而且容易被人体吸收，又含有8种人体必需的氨基酸，这是其他蔬菜、水果都无法相比的。

黑木耳中所含的蛋白质、脂肪、糖类，不仅是人体必需的营养成分，也是美容的物质基础。其胡萝卜素进入人体后，转变成维生素A，有润泽皮肤毛发的作用。黑木耳加水或牛奶调成糊状，敷脸面，10～15分钟后用温水洗净，可营养皮肤，保持皮肤光洁柔滑，减少皱纹，消退斑点。

黑木耳营养价值较高，味道鲜美，蛋白质含量甚高，被称为"素中之荤"，是一种营养颇丰的食品，既可做菜肴甜食，还可防治高血脂，可谓药食兼优。黑木耳中的胶质，还可将残留在人体消化系统内的灰尘杂质吸附聚集，排出体外，起清涤肠胃作用。

木耳中的卵磷脂在体内可使体内脂肪呈液质状态，有利于脂肪在体内完全消耗，带动体内脂肪运动，使脂肪分布合理，形体匀称。医学研究证明，黑木耳具有抗血小板聚集、降低血脂、防止胆固醇沉积和

抗脂质过氧化的作用，能够延年益寿。

◎营养师健康提示

脾虚消化不良或大便稀烂者忌用；对本品及与其相类似真菌过敏者均忌服。

◎选购

选用色泽黑褐、质地柔软的。

◎适用量

每次约 15 克。

◎总热量

21 千卡（每 100 克可食部分）。

黑木耳营养成分（每100克可食用部分）

名称	含量	名称	含量
脂肪	1.2克	叶酸	87微克
蛋白质	12.4克	泛酸	1.14毫克
碳水化合物	36.2克	烟酸	2.5毫克
维生素A	17微克	膳食纤维	33.4克
维生素B_1	0.17毫克	钙	295毫克
维生素B_2	0.44毫克	铁	11.9毫克
维生素B_6	0.1毫克	磷	292毫克
维生素B_{12}	4微克	钾	773毫克
维生素C	5毫克	钠	7.1毫克
维生素D	440微克	铜	0.32毫克
维生素E	11.34毫克	镁	152毫克
维生素P	–	锌	1.66毫克
维生素K	320微克	硒	3.72微克
胡萝卜素	0.1毫克		

◎ 呵 护 肠 胃 菌 类

金针菇

金针菇促进肠胃蠕动、排除体内垃圾。

金针菇又称金菇，是菌体细长，丛生簇状的食用菌。因为金针菇有益智之功效，又被称为增智菇。金针菇的子实体丛生，菌肉色白，按子实颜色可分为浓色品系和浅色品系。金针菇不仅味道鲜美，而且营养丰富。最近研究又表明，金针菇内所含的一种物质具有很好的抗癌作用。金针菇既是一种美味食品，又是较好的保健食品，在作为食材时，是凉拌菜和火锅的上好食材，其营养丰富，清香扑鼻而且味道鲜美，深受大众的喜爱。

◎对肠胃病患者的作用

金针菇能促进胃肠道蠕动，将体内废物及时排出体外。

◎营养与功效

金针菇富含赖氨酸和锌，有利于促进

儿童智力的发育，还能有效地增强机体的生物活性，促进新陈代谢，加速营养素的吸收和利用；能有效预防和治疗肝部疾病和胃肠道溃疡，同时还有抵抗疲劳、抗菌消炎、预防重金属盐中毒等功能。金针菇中含有的朴菇素，对艾氏腹水癌细胞等有明显的抑制作用。最近研究发现，金针菇含有一种蛋白，可预防哮喘、鼻炎、湿疹等过敏症，也可提高免疫力，对抗病毒感染及癌症。

金针菇能够抑制血脂升高、降低胆固醇，防止心脑血管疾病，是高血脂患者的理想食品。

◎营养师健康提示

高血压患者、肥胖者、气血不足的老人和儿童都宜食用。金针菇有抑制血脂的升高、降低胆固醇和防治心血管疾病的作用，营养十分丰富，但是脾胃虚寒者不宜过多食用。

患有红斑狼疮或关节炎的病人最好不要常吃金针菇，因为吃了金针菇，病情会加重。多吃金针菇，可以起到增强免疫力的作用，不过吃的时候应避免过度烹煮，凉拌或涮火锅都是较好的吃法。注意一次不要吃太多，因为菇类中含有高纤维，吃多了可能导致腹泻。

◎选购

要选择新鲜、干净、颜色金黄的食用。

◎适用量

每次 30 克。

◎总热量

26 千卡（每 100 克可食部分）。

金针菇营养成分（每100克可食用部分）

名称	含量	名称	含量
脂肪	0.4克	膳食纤维	2.7克
蛋白质	2.4克	钙	–
碳水化合物	6.0克	铁	1.4毫克
维生素A	5毫克	磷	97毫克
维生素B₁	0.15毫克	钾	195毫克
维生素B₂	0.19毫克	钠	4.3毫克
维生素PP	4.1毫克	铜	0.14毫克
维生素C	2毫克	镁	17毫克
维生素E	1.14毫克	锌	0.39毫克
胡萝卜素	30毫克	硒	0.28微克
视黄醇	–	锰	0.10毫克
灰分	1.0克		

◎ 呵护肠胃豆类

花生

花生补肺润燥、健脾养胃，预防血管疾病及动脉硬化。

又名落花生、地果、唐人豆。花生长于滋阴补益，有助于延年益寿，所以民间又称"长生果"，并且和黄豆一样被誉为"植物肉"、"素中之荤"。花生的营养价值比粮食类高，可与鸡蛋、牛奶、肉类等一些动物性食品媲美。它含有大量的蛋白质和脂肪，特别是不饱和脂肪酸的含量很高，很适宜制作各种营养食品。

◎ 对肠胃病患者的作用

花生性温味甘，具有补肺润燥、健脾养胃等作用。

◎ 营养与功效

研究表明，花生富含蛋白质、脂肪、碳水化合物、钙、铁、磷，还含有丰富的胡萝卜素、B族维生素、维生素E、胆碱等。其中的糖类为复合糖，可以促进肠道蠕动，有利于胆固醇的排泄，而所含的植物性脂肪又不会引起血压升高。同时，花生含多种脂肪酸，其中80%以上为不饱和脂肪酸，且近一半为亚油酸，能使胆固醇氧化，具有降低血浆胆固醇、抑制血栓形成、预防中风、增加微血管弹性、预防血管破裂、防治动脉粥样硬化、降低血压等作用，可以有效防治冠心病、高血压、脑动脉硬化等多种疾病。

花生红衣的止血效果显著，所含有的优质成分能够增强胰岛素的敏感性，有利于降低血糖，对糖尿病患者有益。

花生红衣中含有十几种人体所需要的氨基酸，其中谷氨酸和天门冬氨酸可促使细胞发育和增强大脑的记忆力。

花生中含有的白藜芦醇是一种生物活性很强的天然多酚类物质，是肿瘤类疾病和心脑血管疾病的化学预防剂，能够降低血小板凝聚，预防和治疗动脉粥样硬化、心脑血管疾病等。花生含有的油脂成分能够使胰岛素的敏感性增强，有利于降低血糖，是适合糖尿病患者的理想食品。

花生含有维生素E和一定量的锌，能增强记忆，抗老化，延缓脑功能衰退，滋润皮肤。

◎营养师健康提示

　　花生含油脂多，消化需要多耗胆汁，故胆病患者不宜食用；花生能增进血凝，促进血栓形成，故患血黏度高或有血栓的人不宜食用；花生霉变后含有大量致癌物质——黄曲霉素，所以霉变的花生千万不要吃。

◎选购

以颗粒饱满均匀、有光泽、仁皮呈淡红色、仁肉洁白的为好。

◎适用量

每天 50~100 克即可。

◎总热量

298 千卡（每 100 克可食部分）。

花生营养成分（每100克可食用部分）

名称	含量	名称	含量
碳水化合物	21.7克	脂肪	44.3克
蛋白质	24.8克	纤维素	5.5克
维生素A	5.0微克	维生素C	2.0毫克
维生素E	18.09毫克	胡萝卜素	30.0微克
硫胺素	0.72毫克	核黄素	0.13毫克
烟酸	17.9毫克	胆固醇	－
镁	178.0毫克	钙	39.0毫克
铁	2.1毫克	锌	2.5毫克
铜	0.95毫克	锰	1.25毫克
钾	587.0毫克	磷	324.0毫克
钠	3.6毫克	硒	3.94微克

◎ 呵护肠胃豆类

豆腐

豆腐生津润燥、清热解毒，预防高血脂及老年痴呆。

豆腐是我国的一种古老传统食品，有一些古籍中都记载。中国人首开食用豆腐之先河，在人类饮食史上，树立了嘉惠世人的丰功。豆腐不仅是味美的食品，它还具有养生保健的作用。汉代时人们就称豆腐为"小宰羊"，认为豆腐的白嫩与营养价值可比羊肉相提并论。

◎对肠胃病患者的作用

豆腐性凉味甘，富含优质蛋白、矿物质、维生素等营养成分与牛肉、猪肉相似，能够生津润燥、清热解毒，慢性胃炎患者可长期食用。

◎营养与功效

豆腐有益气宽中、生津润燥、清热解毒的功效，对身体虚弱、气血双亏、营养不良、年老羸瘦、高血脂、高胆固醇、血管硬化、肥胖、糖尿病、癌症、痰火咳嗽、

哮喘等症有很好的疗效。现代医学研究发现豆腐所含的蛋白质包括人体必需的 8 种氨基酸，其消化吸收率可高达 92%~96%。而且豆腐中不含胆固醇，这对高脂血症、动脉粥样硬化者十分有益。豆腐中的卵磷脂有预防老年性痴呆的作用。

豆腐的药用价值比较高，尤其适合春夏吃。因为春夏肝火比较旺，应少吃酸辣、多吃甘味食物来滋补，豆腐就是不错的选择。它味甘性凉，具有益气和中、生津润燥、清热下火的功效，可以消渴、解酒等。

◎营养师健康提示

老人、肾脏病人、缺铁性贫血病人、痛风病人、低碘患者要少食豆腐。

豆腐纵有千百种好，吃时还是有些忌讳。由于豆腐的原材料大豆，含有皂角苷，虽然能预防动脉粥样硬化，但也能促进体内碘的排泄；长期大量吃豆腐很容易引起碘的缺乏。

豆腐中的蛋白质含量比较高，食用过多会阻碍人体对铁的吸收，且容易引起消化不良，每次以 100 克为宜。

◎选购

豆腐有老豆腐和嫩豆腐之分：选老

豆腐，应以表面光润、四角平整、厚薄一致、有弹性、无杂质、无异味、颜色微微呈浅黄色或奶白色为佳；选嫩豆腐应以表面洁白细嫩、周体完全、整齐不裂、无杂质、无异味的为佳。

◎适用量

成年人每天 80 克，儿童每天 50 克，孕妇或重体力劳动者每天 100 克。

◎总热量

81 千卡（每 100 克可食部分）。

豆腐营养成分（每100克可食用部分）

名称	含量	名称	含量
脂肪	3.7克	膳食纤维	0.4克
蛋白质	8.1克	钙	164毫克
碳水化合物	4.2克	铁	1.9毫克
维生素A	−	磷	119毫克
维生素B_1	0.04毫克	钾	125毫克
维生素B_2	0.03毫克	钠	7.2毫克
维生素PP	0.2毫克	铜	0.27毫克
维生素C	−	镁	27毫克
维生素E	2.71毫克	锌	1.11毫克
胡萝卜素	−	硒	2.30微克
视黄醇	−	锰	0.48毫克
灰分	1.2克		

◎ 呵 护 肠 胃 中 草 药 类

黄芪

黄芪调理脾胃、润肺生津、祛痰解毒、预防高血压。

又名北芪、王孙、百药棉、箭芪，为多年生草本豆科植物黄芪或内蒙黄芪的干燥根。秋季采挖，去净泥土，晒干。主根直而长，圆柱形，稍带木质化。

◎**对肠胃病患者的作用**

黄芪有调理脾胃的作用，对食少便溏有很好的疗效。

◎**营养与功效**

黄芪的性味甘、微温，有补中益气、止汗、利水消肿、除毒生肌的作用。以地下根入药，有补气生阳、调和脾胃、润肺生津、祛痰之功效。用于气虚乏力、食少便溏、中气下陷、久泄脱肛、便血崩漏、表虚自汗、气虚水肿、久溃不敛、慢性肾炎、蛋白尿、糖尿病的治疗。蜜制黄芪益气补中，用于气虚乏力、食少便溏。黄芪对正常心脏有加强其收缩作用，对疲劳而陷于衰竭的心脏，其强心作用更加明显。黄芪还能扩张血管，改善皮肤血液循环和营养状况，故对慢性溃疡久不愈合者有效。又能消除肾炎的蛋白尿，保护肝脏，防止肝糖元减少。

◎**营养师健康提示**

凡患有发热病者、急性病者、热毒疮疡者、阳气旺者以及食滞胸闷、胃胀腹胀之人忌食。

◎**选购**

以根条粗长、皱纹少、质地坚而绵、粉性足、味甜的为佳。

◎**适用量**

每次 30 克。

◎**黄芪药材的鉴别**

一般的鉴别方法为：根呈圆柱形，有的有分枝，上端较粗，长 30～90 厘米，表面淡棕黄色，有不规则的纵皱纹或纵沟。质硬而韧，不易折断。断面纤维性强，并显粉性。皮部黄白色，木部淡黄色而呈放射状纹理及裂隙，习称金井玉栏。老根中心偶呈枯朽状，黑褐色或为空洞。气微，味微甜，嚼之微有豆腥味。

◎ 呵护肠胃中草药类

茯苓

茯苓健脾养胃、调理肠胃、提高人体免疫力、预防癌症。

又称茯灵，别名云苓、茯灵、松茯苓、松薯等。为多孔菌科卧孔菌属植物，担子菌亚门多孔菌科。寄生于松科植物赤松或马尾松等树根上，多于 7～9 月采挖。茯苓有赤白之分，外皮为茯苓皮，均供药用，茯苓是使用广泛的药材之一，很多传统药方中都有茯苓的影子。

◎ 对肠胃病患者的作用

茯苓具有健脾效果，可以达到调理肠胃的效果。

◎ 营养与功效

茯苓性平、味甘淡、入心、脾、肺经，可益脾、安神，具有利水渗湿、健脾和中、宁心安神等功能，能治疗脾虚泄泻、心悸失眠、小便不畅、水肿等症。茯苓中的齿孔酸，为合成脑体药物的重要原料。现代药物分析发现，茯苓含卵磷脂、胆碱、腺

嘌呤、组氨酸等多种成分，而卵磷脂是构成神经组织，特别是脑髓的主要成分。茯苓利水而不伤正气，为利水渗湿要药。凡小便不利、水湿停滞的症候，不论偏于寒湿，或偏于湿热，或属于脾虚湿聚，均可配合应用。茯苓皮性味与茯苓相同，多用于去除皮肤水肿。

茯苓是茯苓块中穿有坚实细松根者，主治惊悸、怔忡、健忘失眠、惊痫、小便不利等症。

茯苓能够提高人体免疫力，有防癌抗癌的功效。茯苓能够使平滑肌收缩振幅减少，张力下降。茯苓可影响体内代谢，对电解质的平衡有调节作用，并能够降低血糖，抑制毛细血管的通透性。

茯苓的主要生物活性成分含茯苓酸、层孔酸、去氢层孔酸、松苓酸等三类化合物和茯苓聚糖等多种成分。药理研究证实，茯苓具有抗发炎、抗氧化、调节免疫、抗肿瘤、镇静、利尿、止吐等作用。近年来，茯苓被认为具有抗肿瘤、调节老鼠及人类 β－淋巴球分泌免疫球蛋白的功能，以及对分泌 IL-1、IL-6、TNF-α、TGF-β 等四种细胞激素具调节作用。

◎营养师健康提示

虚寒精滑或气虚下陷者忌服。

◎选购

应选购新鲜没有霉变的茯苓。

◎适用量

每次 15 克。

◎总热量

16 千卡（每 100 克可食部分）。

茯苓营养成分（每100克可食用部分）

名称	含量	名称	含量
脂肪	0.5克	膳食纤维	6.5克
蛋白质	1.2克	钙	2毫克
碳水化合物	77.8克	铁	9.4克
维生素A	–	磷	32毫克
维生素B_1		钾	58毫克
维生素B_2	0.12毫克	钠	1.0毫克
维生素PP	0.4毫克	铜	0.23毫克
维生素C	–	镁	8毫克
维生素E		锌	0.44毫克
胡萝卜素	–	硒	4.55微克
视黄醇		锰	1.39毫克
灰分	1.2克		

佛手

佛手能够舒肝、理气、和中、化痰，治疗胃炎及支气管炎。

佛手又名佛手柑、五指柑、佛手香橼，芸香科，柑橘属，为双子叶植物药葫芦科植物佛手瓜的果实。因手为其果实色泽鲜黄，香气浓郁，且上半部分分裂如掌，而得名。佛手是拘橼的一个变种，为常绿小乔木，有时长成灌木状。秋季果实尚未变黄或刚变黄时采收。

◎对肠胃病患者的作用

佛手为名贵药材，具有舒肝、理气、和中、化痰等显著效果，常用于脾胃气滞所致的肚腹胀痛、胃痛纳呆及咳嗽不止、胸膺作痛等症。

佛手茶对支气管哮喘及胆绞痛、胃炎、结肠炎等胃肠道疾病有明显辅助疗效。

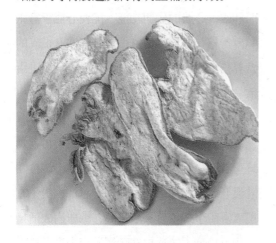

◎营养与功效

干的果实中含柠檬油素，还含香叶木苷和橙皮苷。鲜的果实含挥发油、梨莓素、布枯苷、登皮苷。用于肝胃气滞、胸肋胀痛、胃脘痞满、食少呕吐等症。可治肝脾气痛、胸肋胀痛、胃腹胀痛、食少呕吐等病，并能解酒。

◎营养师健康提示

阴虚内热和体质虚弱者忌食。

◎选购

以色黄绿、表面多油腺、质硬面脆、气香、味微甜后苦者为佳。

◎适用量

每次 3～9 克。

◎采收加工

栽培 4～5 年开花结果，分批采收，多于晚秋果皮由绿变浅黄绿色时，用剪刀剪下，选晴天，将果实顺切成 4～7 毫米的薄片，晒干或烘干。

◎佛手柑精油的作用

佛手柑精油具有杀菌效果，其功效不亚于熏衣草。可用在熏香中，是家居中的"快乐阳光"。

◎ 呵护肠胃糖蜜饯类

蜂蜜

蜂蜜润肠通便，修复胃黏膜，治疗慢性胃炎。

蜂蜜又称蜜糖、白蜜、石饴、白沙蜜，根据其采集季节不同有冬蜜、夏蜜、春蜜之分，以冬蜜最好。蜂蜜是蜜蜂将从花朵中采集的花蜜，经过蜜蜂自身反复加工酿造而成的一种纯天然甜美食物。它是一种甜而有黏性的、透明或半透明的液体，是一种天然食品，味道甜蜜。所含的单糖，不需要经消化就可以被人体吸收，对妇、幼特别是老人具有良好的保健作用。蜂蜜中含有 180 多种不同物质，主要成分是葡萄糖和果糖，其他成分有多种氨基酸、维生素、矿物质、酵素、芳香物、色素、激素、有机酸、酶类和生物活性物质等。

◎对肠胃病患者的作用

蜂蜜能润滑胃肠道、通便，是治疗便秘的良药。蜂蜜还能促进胃黏膜修复，对胃、十二指肠溃疡、慢性胃炎等疾病有治疗效果。

蜂蜜对结肠炎、习惯性便秘、老人和孕妇便秘都有疗效。每天早、晚空腹服蜂蜜 25 克，可调节胃肠功能。

蜂蜜能使胃病和胃烧灼感消失，对胃和十二指肠溃疡、胃穿孔、消化不良及慢性胃炎等疾病均有效果。

◎营养与功效

蜂蜜性味甘、平，归脾、肺、大肠经。《本草纲目》中记载："心腹邪气，诸惊痫痉，安五脏诸不足，益气补中，止痛解毒，除众病，和百药。久服，强志轻身，不饥不老，延年神仙。"

蜂蜜具有润肠通便、润肺止咳、益气补中、解毒、消炎、祛痰、止咳等功效。能润滑胃肠，可作为治疗便秘的良药。蜂蜜中含量高又易被人体吸收的葡萄糖，能营养心肌和改善心肌的代谢功能，能使心血管舒张和改善冠状血管的血液循环。蜂蜜有很高的营养价值，服用后可促进消化吸收、增进食欲、镇静安眠，提高机体的免疫力。

◎营养师健康提示

夏秋季节不宜食生蜂蜜。婴儿不可食用蜂蜜，以免因肠胃稚嫩发生蜂蜜中毒。食用时温开水冲服即可，不能用沸水冲，更不宜煎煮。由于蜂蜜含果糖量高，糖尿病人适量食用。蜂蜜不能盛放在金属器皿中，以免增加蜂蜜中重金属的含量。蜂蜜不宜和茶水同食，否则会生成沉淀物，有害健康。

◎选购

液面平整、无气沟、气味微香，入口时舌头有酸涩味，略有麻辣感，用玻璃棒插入内部搅匀，滞而不沾，流而不畅。

◎采收加工

蜂蜜采收多在 4 ～ 9 月进行。取蜜时先将蜂巢割下，置于布袋中，将蜜挤出。新式取蜜法是将人工蜂巢取出，置于离心机内，把蜜摇出过滤，除去蜂蜡和碎片及其他杂质即可。

◎适用量

每天 20 克。

◎总热量

321 千卡（每 100 克可食部分）。

蜂蜜营养成分（每100克可食用部分）

名称	含量	名称	含量
脂肪	1.9克	钙	4毫克
蛋白质	0.4克	铁	1.0毫克
碳水化合物	75.6克	磷	3毫克
维生素B$_2$	0.05毫克	钾	28毫克
维生素PP	0.1毫克	钠	0.3毫克
维生素C	3毫克	铜	0.03毫克
灰分	0.1克	镁	2毫克
胡萝卜素	－	锌	0.37毫克
视黄醇	－	硒	0.15微克
膳食纤维	－	锰	0.07毫克

第 6 章

45道为肠胃病患者特制的美味佳肴

　　很多肠胃病患者由于深受肠胃病之苦，所以在饮食时变得格外谨慎，饮食对他们而言成为极端痛苦的事情，其实完全不必恐慌，参照推荐的菜谱，自己动手做美食，在味觉享受的同时轻轻松松地保养肠胃。不管是凉菜、热菜、主食还是汤粥等，只要选对食材，学会烹调方法，一样可以制作出美味可口且呵护肠胃的饭菜。

开胃凉拌菜

　　人变得懒洋洋没有胃口的时候，一盘盘色彩艳丽、清凉开胃的凉拌菜，可让人食欲大增。凉拌菜可根据个人口味选材，或荤或素，也可荤素搭配。凉拌菜成分多是蔬菜、菌类，符合肠胃不适者要求油脂少、天然养分多的健康理念，更有益于肠胃健康。

炝拌三丝

【原材料】莴笋 500 克，黄瓜 250 克，红辣椒 50 克，葱花 5 克，姜末 5 克。

【调味料】花椒油 25 克，盐 15 克，醋 10 克。

【做法】

①将莴笋削去皮洗净，真刀切成细丝；黄瓜洗净，切丝；辣椒洗净，也切成丝。

②将三种丝放入盘内，上浇花椒油，加入盐、醋、葱花、姜末拌匀。

③将拌匀的所有材料一起放入盘中即可。

【特别提示】花椒油上烧热，浇在辣椒丝上，既使辣椒烫熟出味，又可使菜肴增加香味。

凉拌韭菜

【原材料】韭菜 250 克，红辣椒 1 个。

【调味料】酱油 2 大匙，白糖 5 克，香油半小匙。

【做法】

①韭菜洗净、去头尾，切 5 厘米左右长段；红辣椒去蒂和子，洗净，切小片备用。

②所有调味料放入碗中调匀备用。

③锅中倒入适量水煮开，将韭菜放入烫 1 分钟，用凉开水冲凉后沥干，盛入盘中，撒上红辣椒及做法②中配好的调味料即可。

【特别提示】韭菜不可久煮，以免香味消失，影响口味。

冰镇西红柿

【原材料】西红柿250克，白糖20克。

【调味料】盐5克，味精2克，绍酒、麻油各适量。

【做法】

①西红柿用开水烫泡片刻，捞出剥皮。

②切成小块装盘，放入冰箱1~2小时待用。

③食用时，从冰箱取出后，撒上少许白糖，即成一道解酒、养颜小菜。

【营养功效】西红柿能生津止渴、健胃消食，故对止渴、食欲不振有很好的辅助治疗作用。

凉拌鲜榨菜

【原材料】鲜榨菜500克，麻辣酱10克，蒜5克。

【调味料】盐5克，味精3克。

【做法】

①将榨菜削去外皮后，切成薄片；蒜去皮，剁成蓉。

②将榨菜用盐腌渍5分钟后，挤去水分。

③再将麻辣酱、蒜蓉和所有调味料一起拌匀即可。

【营养功效】榨菜的成分主要是蛋白质、胡萝卜素、膳食纤维、矿物质等，它有"天然味精"之称，富含产生鲜味的化学成分，经腌制发酵后，其味更浓。能健胃开脾、补气添精、增食助神。

拌鸡胗

【原材料】鸡胗300克，葱20克，蒜10克。

【调味料】盐5克，味精3克，花椒油5克，红油10克，卤水适量。

【做法】

①将鸡胗洗净，放入烧沸的卤水中卤至入味。

②取出鸡胗，待凉后切成薄片；葱洗净切圈，蒜切成蓉。

③将鸡胗装入碗中，加入所有调味料一起拌匀即可。

【特别提示】鸡胗洗净后，要注意去掉里面那层黄色的膜。

酸辣鱿鱼卷

【原材料】鱿鱼500克，大蒜2粒，红辣椒、葱各1根，姜2片。

【调味料】糖、白醋、酱油、香油各5克。

【做法】

①鱿鱼洗净，去除外膜，先切交叉刀纹，再切片，放入滚水中氽烫至熟，捞出沥干。

②葱洗净，姜取皮洗净，大蒜去皮，红辣椒去蒂洗净，全部切末后放入小碗中，加入调味料拌均匀，做成五味酱即可。

③将鱿鱼卷盛入盘中，淋上五味姜，即可上桌。

拌肥肠

【原材料】猪肥肠200克，香菜50克，蒜泥适量。

【调味料】酱油、醋、盐、味精、花椒粉各适量。

【做法】

①将肥肠洗净切成长条，香菜用开水烫透，切成段。

②将切好的肥肠放入开水焯熟后，捞出沥水。

③把香菜和肥肠拌在一起，放入盐、味精、酱油、醋、花椒粉拌匀，然后蘸蒜泥食用。

【特别提示】清洗肥肠时，要翻过来清洗，并去掉里面的油。

红油带鱼

【原材料】带鱼500克，葱10克，姜20克。

【调味料】红油20克，盐5克，酱油5克。

【做法】

①带鱼去骨洗净，斩成段；葱洗净切段，姜去皮切片。

②将切好的带鱼用盐、酱油、葱段、姜片腌渍20分钟。

③锅中加入红油烧热，下入带鱼炸至皮黄肉香时捞出即可。

【特别提示】炸带鱼时要用小火，以防皮脱落。

红油鱼块

【原材料】草鱼 300 克，鲜姜 5 克。

【调味料】红油 5 克，盐 5 克，味精 2 克，酱油 5 克。

【做法】

①将草鱼段洗净，切成小条状用调味料腌渍入味；姜切片。

②锅中加油烧热，下入草鱼块炸至金黄色后捞出，沥油。

③把红油烧热，下入鱼块浸泡半小时即可。

泡胡萝卜

【原材料】胡萝卜 1000 克，干辣椒 100 克。

【调味料】酱油 200 克，白糖 20 克，米醋 20 克，辣椒粉 3 克，糖精少许。

【做法】

①将胡萝卜去皮，切块，沥干水分。

②将所有调味料调匀，放入干辣椒制成泡菜水。

③放入胡萝卜，密封腌渍 7 天左右，即可食用。

【营养功效】胡萝卜营养丰富，能健脾、化滞，可治消化不良、久痢、咳嗽、眼疾，还可降血糖。

泡辣椒

【原材料】青、红辣椒各 300 克，生姜 10 克，八角 10 克，花椒 15 克。

【调味料】盐 4 克。

【做法】

①将青红辣椒去蒂后洗净，擦干表面的水分，在上面扎一些孔洞，再装入干净的坛内。

②锅置火上，倒入 1500 克清水、盐、八角、花椒和生姜，沸煮 5 分钟左右。

③晾凉后倒入辣椒坛内，每天搅拌 1 次，连续搅拌 5 天左右，30 天后即可食用。

健胃主食

　　所谓主食，主要是指粮食，包括米、面、杂粮、豆类、薯类等。人体每天需要的能量由三大营养素：碳水化合物、脂肪、蛋白质提供。其中，碳水化合物提供的能量占55％～60％。而主食中富含碳水化合物，是每天不可或缺的食品之一。

双色糯米糕

【原材料】三花淡奶20克，糯米粉50克，白面团150克，朱古力15克，糖30克。

【做法】

①糯米粉内加入三花淡奶和匀，将蒸融的朱古力加入糯米粉中拌匀，揉成朱古力面团。

②将揉好的朱古力面团放入盒形容器中，揉好的白面团放于朱古力面团上面，轻按均匀。

③再一起放入锅中蒸25分钟至熟，蒸好后倒出，再切成块状即可。

黑糖糕

【原材料】黏米粉70克，低筋面粉220克，泡打粉5克，黑糖180克。

【做法】

①将水和黑糖放入锅中煮至糖溶化，放凉备用。

②黏米粉、低筋面粉、泡打粉过筛后拌匀，加入黑糖水拌匀，再倒入铝锡盒内静置30分钟。

③蒸笼中倒入水煮滚，将铝箔盒放入蒸笼中，用中火蒸约30分钟，开盖后再用竹签插入中心，无米糊粘黏即熟透。

蜂巢糕

【原材料】泡打粉5克，面粉30克，可可粉5克，黄糖粉5克，蜂花糖浆5克。

【做法】

①将所有的材料放入碗中，加入适宜清水，一起拌匀。

②将拌好的材料倒入模具内。

③再上蒸笼蒸6分钟，至熟即可。

蜂蜜桂花糕

【原材料】砂糖100克，桂花蜂蜜20克，琼脂30克，蜜糖适量。

【做法】

①将琼脂放到水中，用慢火将琼脂煮烂后，加糖煮至糖完全溶解。

②捞出琼脂，待未完全冷却时，加入桂花蜂蜜拌均匀，冷却。

③再加入少许蜜糖即可。

鱼翅黄金糕

【原材料】汀面25克，白糖25克，椰汁浆30毫升，牛油50克，奶油30克，蜜糖50克。

【做法】

①将所有的材料一起加入碗中，加入适量水，搅拌均匀。

②再放入烤箱中，以面火200℃，底火150℃的温度烤至金黄色，取出，切成小片即可。

开胃素菜

　　目前，世界上越来越多的人选择吃素，告诉别人自己是素食者似乎成了一件很时髦的事。吃素的原因除了宗教、环保、减肥外，最为人所推崇的就是养生了。素食清清淡淡，对肠胃有好处，而且制作方便，在我们日常饮食中占有主要地位，也是中国烹调文化的重要内容。

芹菜香干

【原材料】豆腐干200克、芹菜200克。

【调味料】盐5克，味精3克，辣椒10克，姜末、蒜末各适量。

【做法】

①豆腐干切丝，芹菜去掉老叶、根，切成丝。

②锅中水烧沸，下入豆腐干汆烫后沥干水分。

③锅中放油，爆香姜、蒜、干椒，下入豆干，炒干水分，下入芹菜、调味料，至入味即可。

茯苓豆腐

【原材料】豆腐500克，茯苓30克，香菇、枸杞各适量。

【调味料】精盐、料酒各适量。

【做法】

①豆腐挤压出水，切成小方块，撒上精盐，香菇切成片。

②然后将豆腐块下入高温油中炸至金黄色。

③清汤、精盐、料酒倒入锅内烧开，加淀粉勾成白汁芡，下入炸好的豆腐、茯苓、香菇片炒匀即成。

香菇炒豆芽

【原材料】水发香菇 150 克，豆芽 300 克。

【调味料】葱花、姜片、精盐、味精、花生油、香油各适量。

【做法】

①香菇洗净切成片，入沸水稍烫，捞出控水；豆芽洗净。

②锅中加花生油烧热，下入葱花、姜片爆锅，放入香菇、豆芽炒熟，加精盐、味精，最后淋上香油即成。

韭菜炒蚕豆

【原材料】韭菜 200 克，蚕豆 200 克，红椒 2 个。

【调味料】盐 5 克，味精 4 克，胡椒 4 克。

【做法】

①将韭菜洗净，切成段，红辣椒切丝。

②蚕豆用开水煮 10 分钟后捞出备用。

③锅中油烧热，炒香红辣椒丝和韭菜，下入蚕豆，调味料，炒至入味即可。

【特别提示】蚕豆选用嫩一点的，口感才好。

香菇扒百花菜

【原材料】百花菜 400 克，香菇 5 朵。

【调味料】植物油、盐、味精各适量。

【做法】

①百花菜清洗干净；香菇洗净泥沙，用温水泡开（泡香菇的水留用），去掉硬蒂，切成片。

②锅中倒入水烧开，放入百花菜焯烫一下，捞出用冷水过凉，沥干。

③锅内倒油烧热，下入百花菜翻炒，然后把香菇放入一起炒，加盐及少量泡香菇的水一同烧透，再加入味精调味即可。

什锦芥菜

【原材料】芥菜 60 克，红椒，黄椒 15 克，生香菇 10 克。

【调味料】盐少许。

【做法】

①芥菜、生香菇洗净、切块状，红椒、黄椒去子、洗净、切块状，可做成鱿鱼花状。

②芥菜、生香菇、放入热水中汆烫。

③锅中放入少量油拌炒烫熟的芥菜、生香菇、及红椒、黄椒，调味后起锅、装盘，即可食用。

西湖藕片

【原材料】莲藕 450 克，糯米 150 克。

【调味料】白糖 6 克，麦芽糖 4 克，桂花糖 3 克。

【做法】

①将莲藕一端切开，将糯米灌进小孔中，封牢，放入沸水中浸泡 1 个小时。

②将浸好的藕放在高压锅中加清水、白糖、麦芽糖炖 1 个小时。

③将炖同好的藕切片，装盘，淋入原汁，撒上桂花糖即可。

【特别提示】莲藕入锅中熬炖，要使白糖、麦芽糖自然收汁，颜色才亮丽。

蒜蓉茼蒿

【原材料】茼蒿 400 克，大蒜 20 克。

【调味料】盐 6 克，味精 3 克。

【做法】

①大蒜去皮，剁成细末，茼蒿去掉黄叶后洗净。

②锅中加水，烧沸，将茼蒿稍焯，捞出。

③锅中加油，炒香蒜蓉，下入茼蒿、调味料，翻炒匀即可。

【特别提示】茼蒿入沸水中焯时，水中可放一点油，以免茼蒿变黄。

健胃荤菜

"现代荤菜"早已不是原来意义的大鱼大肉了，像这些营养荤菜，又健胃，又滋补，更是人们吃不厌的美味佳肴。自己在家，轻轻松松就能学会几道拿手菜，让你的生活更健康，更幸福。

蒜泥血肠白肉

【原材料】猪血肠 350 克，猪五花肉 250 克。

【调味料】蒜泥 8 克，酱油 7 毫升，香菜末适量。

【做法】

①猪血肠和五花肉冲洗干净，一起入锅中煮熟，关火后取出猪血肠，而五花肉在热汤中继续浸 30 分钟。

②五花肉取出后切成片，再卷成卷，装在盘的一侧，血肠切成象棋块后装入另一侧。

③将蒜泥、酱油、香菜末拌匀，食用血肠和白肉时供蘸用。

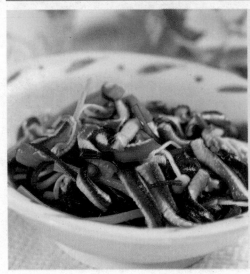

金针黄鳝

【原材料】金针菇 150 克，黄鳝 200 克，胡萝卜 100 克。

【调味料】盐 6 克，味精 3 克，香油 6 毫升。

【做法】

①将金针菇洗净，切去蒂头；胡萝卜洗净，切成丝；黄鳝宰杀后切成细小的段。

②锅中加水烧沸，下入金针菇焯水后，捞出。

③锅中放油烧热，加入金针菇、胡萝卜、黄鳝，调入调味料，炒匀至熟即可。

海米苦瓜

【原材料】苦瓜500克，葱白1根，肋条肉300克，小虾米25克。

【原材料】蒜蓉、料酒、食用油、酱油、盐、香油各适量。

【做法】

①把肋条肉切成小块，腌渍入味，虾米用清水洗净，泡软；苦瓜洗净去蒂去子，切成长方块。

②锅中加食用油烧热，放入葱、蒜末爆香，放入肉块炒变色，加适量水、酱油、盐、小虾米，烧开去浮沫，改用小火焖炖30分钟，再放入苦瓜焖炖至瓜熟汤稠时，淋香油即可出锅。

白果支竹猪肚煲

【原材料】白果50克，支竹10克，猪肚1个，胡椒粒5克，姜片10克，葱5克。

【原材料】盐4克，鸡精粉2克。

【做法】

①锅上火，注入清水适量，放入姜片，待水沸，放入猪肚煮约10分钟，捞出晾凉冲洗干净。

②将猪肚切成片，支竹泡发切片，白果洗净备用，葱切段备用。

③锅上火，注清水适量，放入姜片、葱段，待水沸，放入猪肚、支竹、白果、胡椒粒，大火炖开，转用小火煲约2小时，调入盐、鸡精粉即可。

干锅猪肚

【原材料】猪肚500克，芹菜150克，红椒1个，洋葱20克，姜10克，蒜5克。

【原材料】盐6克，味精3克。

【做法】

①猪肚洗净，入沸水中焯烫，再放入卤汁中卤至八成熟，取出切条；芹菜切段；红椒切条；洋葱切条；姜切片；蒜切片。

②锅中油烧热，下猪肚煸香，再放入所有食材，调入盐、味精、料酒、蚝油炒匀。

③淋上红油、香油，炒入味后倒入干锅中上酒精炉。

川芎黄芪炖鱼头

【原材料】川芎3小片，黄芪2小片，鱼头1只（750克）。

【调味料】姜4片，淡白汤750毫升，味精3克，鸡精2克，盐5克，糖2克，米酒10毫升。

【做法】

①鱼头斩件摆回原形上碟。

②汤底加川芎、黄芪调味放置炉上。

③汤底在煮滚，加入鱼头慢火煮熟，需15分钟，最后加入米酒。

黄瓜榄菜炒彩螺

【原材料】黄瓜200克，彩螺150克，红椒25克。

【调味料】葱段、干葱、蒜蓉、榄菜各4克，盐5克，味精3克，糖2克。

【做法】

①将彩螺用盐水滚煨入味，起锅爆香彩螺待用。

②黄瓜、红椒洗净后切成丁，起锅将青瓜丁、红椒丁稍炒待用。

③将味料调成芡汁，起锅爆香葱蒜，下芡汁炒匀即可。

【特别提示】彩螺不要选择碱发的，以免炒出的菜品质不好。

黄瓜炒竹蛏

【原材料】蒜6克，红椒4克，葱6克，小黄瓜250克，竹蛏300克。

【调味料】烧味3毫升，味精3克，芡汤10毫升，鸡精2克，砂糖2克，湿粉、麻油、胡椒粉各少许。

【做法】

①竹蛏去壳，取肉，过水拉油；蒜炸金黄色。

②小黄瓜腌味焗7成熟。

③爆香料头，将料炒匀摆芡炒香，最后下入葱即可食用。

荷兰豆煎藕饼

【原材料】莲藕 200 克，猪肉 200 克，荷兰豆 50 克。

【调味料】盐 3 克，味精 5 克，糖 3 克。

【做法】

①莲藕去皮，切成连刀块；猪肉剁成末，荷兰豆去筋。

②猪肉末拌入调味料，荷兰豆汆水。

③将猪肉馅放入藕夹中，入锅煎至金黄色，装盘，再摆上荷兰豆即可。

槐米炖排骨

【原材料】排骨 200 克，槐米 15 克，黄芪 10 克。

【调味料】盐、鸡精各适量。

【做法】

①将排骨洗净，斩块备用。

②槐米、黄芪用布包好，和排骨同放锅内，加水炖煮。

③煮至烂熟，去渣，加盐、鸡精调味即可。

海带鸡脚煲骨头

【原材料】鸡脚 200 克，猪骨 300 克，海带 300 克。

【调味料】盐 5 克，味精 3 克，花雕酒 5 毫升。

【做法】

①海带泡发洗净，切成大片。

②鸡脚对半斩开，猪骨斩件。

③煲中水烧开，下入猪骨、鸡脚、海带、花雕酒煲 40 分钟，加入调味料即可。

【特别提示】鸡脚、猪骨可先入沸水锅中汆透，汤色会更透亮。

开胃汤粥

　　汤，是中医学最常用的剂型，古称汤液，现称汤剂，民间则叫作汤药。汤中配用药物，可使食物借以药用，药借食力，更美味可口，又有丰富的营养价值。常喝粥有养生延年之效，可以调养脾胃，增进食欲，补充身体需要的养分，功效更奇更速。

猪血豆腐汤

【原材料】猪血200克，豆腐200克，菠菜100克。

【调味料】盐5克，味精3克，鸡精3克，高汤200毫升。

【做法】

①猪血切块，豆腐切块，菠菜洗净后切段。

②锅中水烧沸，下入猪血、豆腐氽透后捞出。

③高汤烧沸，下入豆腐、猪血、调味料，最后下入菠菜即可。

【特别提示】从锅中将豆腐、猪血取出时，用漏勺容易将豆腐、猪血弄碎，因此最好先将其倒入碗中，再滗去水为宜。

苋菜肉片汤

【原材料】苋菜200克，猪肉100克。

【调味料】姜片5克、味精3克、盐5克。

【做法】

①苋菜去掉黄叶，猪肉切片。

②锅中放水，下入肉片煮10分钟。

③将煮好的肉片、苋菜、调味料下入锅中，煮沸即可。

【特别提示】苋菜不宜久煮，以免变黄和降低营养。

火腿洋葱汤

【原材料】洋葱50克，火腿15克，青豆15克，鸡蛋1个。

【调味料】油、盐、胡椒粉、味精、香油各适量。

【做法】

①洋葱洗净，切丁；火腿切丁；青豆洗净备用。

②将鸡蛋磕入碗中，加少许盐搅成蛋液备用。

③锅内放油烧热，放入洋葱丁、青豆略炒，加水煮沸。加入火腿、胡椒粉、味精，倒入蛋液，搅散成蛋花，淋入香油即可。

秋葵番茄浓汤

【原材料】秋葵250克，番茄100克，牛肉150克，姜5克。

【调味料】盐6克，味精4克。

【做法】

①牛肉洗净，切成丝；番茄洗净切成块，秋葵切成菱形片。

②锅中加油烧热，下入番茄翻炒均匀。

③待熟后，再加入牛肉、秋葵、番茄加适量清水炖半小时后，调好味即可。

苦瓜海带瘦肉汤

【原材料】苦瓜500克，海带丝100克，瘦肉250克。

【调味料】食盐、味精各适量。

【做法】

①将苦瓜切两瓣，挖去核，切块。

②海带浸泡1小时，洗净，瘦肉切成小块。

③把所有用料放入沙锅中，加适量清水，煲至瘦肉烂熟再调味即可。

【特别提示】苦瓜一定要去尽子与瓤，以免煲出来的汤有苦味。

健胃蔬果汁

蔬果汁热量低，含有丰富的维生素和矿物质，能提供人体所需的多种营养素。选购时最好选择成熟、果肉饱满的蔬果。尽可能选购有机蔬果，若非有机蔬果，最好削皮后再使用。但所有的蔬果汁最好都要随榨随饮，以免空气中的氧会迅速降低蔬果汁中的维生素C的含量。

瓜菜桃子柳橙汁

【原材料】哈密瓜半个，芹菜50克，桃子1个，柳橙1个，冰块少许。

【做法】

①将哈密瓜的外皮和瓤去除，桃子去掉核，分别切成可放入榨汁机容器的大小；柳橙连皮对切为二，芹菜的茎和叶分开切。

②将哈密瓜、芹菜、桃子、柳橙依序放入榨汁机榨成汁。

③向果菜汁中加入适量冰块即可。

【特别提示】可将桃子的果肉包入芹菜的叶子里，一起放入榨汁机。

香瓜蜂蜜汁

【原材料】香瓜200克，芹菜100克，蜂蜜15毫升，苹果1/4个。

【做法】

①芹菜洗净，撕去老叶及筋，切小段备用。

②香瓜、苹果均洗净，去皮，去子，切小块，一起放入果汁机中加入芹菜打成汁，滤除果菜渣，倒入杯中备用。

③杯中加入蜂蜜调匀，即可。

【特别提示】芹菜最好卷成卷后放入榨汁机，更利于榨汁。

柠檬葡萄梨子牛蒡汁

【原材料】柠檬半个，葡萄 100 克，梨子 1 个，牛蒡 60 克，冰块少许。

【做法】

①将柠檬洗净，切块；葡萄洗净；梨子去皮，去核，切块；牛蒡洗净，切条。

②将柠檬、葡萄、梨子、牛蒡放入榨汁机，榨成汁。

③果汁中加入少许冰块即可。

【特别提示】葡萄要选用无子葡萄。

萝卜芥菜西芹汁

【原材料】柠檬 1 个，西芹 50 克，萝卜 70 克，芥菜 80 克，冰块少许。

【做法】

①将柠檬洗净，连皮切成块；萝卜切成可放入榨汁机大小的块；芥菜、西芹分别洗净备用。

②将柠檬、萝卜和西芹放入榨汁机榨汁。

③果汁中加入少许冰块即可。

【特别提示】萝卜的叶子比根部更有营养，所以榨汁时最好不要丢掉。

苹果菠菜柠檬汁

【原材料】苹果 1 个，菠菜 150 克，柠檬 1 个，冰块少许。

【做法】

①将苹果充分洗净，去掉果核，切块，浸泡在盐水中；柠檬连皮切成三块；菠菜洗净备用。

②将柠檬、苹果放入榨汁机，菠菜连茎折弯后放入，一起榨成汁。

③果汁中加入冰块少许即可。

【特别提示】菠菜要整理成束并折弯后再放入榨汁机，这样更利于榨汁。

第 **7** 章

8类常见肠胃病的对症食谱

　　不同类型的肠胃病患者所适宜的食物也不是千篇一律的。针对不同类型病症的特点采用不同的食材、烹调方法，制成不同的菜式，对症食疗，更加科学合理地治疗肠胃病。

急性胃炎的饮食调养

　　胃是食物进入人体后的第一处所，人若吃了毒性强的细菌或毒物，就会引起急性胃炎。食物过于粗糙、过冷过热、过于辛辣等，都会引起急性胃炎。所以在饮食上要注意调养，才能保证肠胃健康。

⊙急性胃炎患者的饮食宜忌

　　急性胃炎多在饮食后数小时内发病，胃黏膜充血、水肿、黏液增多、黏膜表层细胞糜烂，出现痉挛、上腹痛、恶心、呕吐等急性症状。细菌有时还会波及肠道，引起急性肠炎，出现腹痛、腹泻、发烧等症状，严重的可引起脱水或休克。所以当发生急性胃炎时，患者在饮食上要注意以下几点：

　　①多饮水，以补充因吐泻损失的水和盐。具体方法是，温的淡盐水、淡红茶水、煮菜水交替饮用，每小时 1 次，每次饮 150～200 毫升。多饮水还有利于排除毒物。

　　②患者呕吐停止、腹泻次数减少后，应喝少量小米汤或稀藕粉，然后逐渐吃些粥、煮软的细面条、薄面片等。

　　③病情缓解后，例如腹痛止、便次少、体温接近正常后，可以开始吃鸡蛋汤、蒸鸡蛋羹、酸奶、粥、面汤、苏打饼干、烤面包干、清蒸或清炖鲜鱼、瘦肉泥、嫩菜叶等。每餐食量不宜太多。

　　④恢复期宜吃易消化、刺激性小和胀气性轻的食物，尽量做得软烂清淡一些。

　　急性胃炎患者若伴有肠炎或腹泻，饮食中应少用或不用蔗糖，以免产生或加重肠胀气，同时还应禁食一些生的蔬菜、水果以及粗纤维含量较多的食物。慢性胃炎患者应多吃些补血的食品，如动物内脏、有色的新鲜蔬菜等。

⊙急性胃炎患者的一日食谱

　　早餐：牛奶（鲜牛奶 250 克）。

　　加餐：水果（桃 250 克）。

　　午餐：薄面片汤（面粉 50 克），鸡蛋羹（鸡蛋 50 克）。

　　加餐：冲藕粉（藕粉 25 克）。

　　晚餐：米粥（大米 50 克），小菜（酱黄瓜 20 克）。

慢性胃炎的饮食调养

注意饮食是治疗慢性胃炎的重要措施。许多慢性胃炎患者由于不注意饮食的禁忌，妨碍了治疗或加重了病情，所以要想让慢性胃炎痊愈或向好的方向发展，必须注意饮食的宜忌。

⊙慢性胃炎患者的饮食宜忌

慢性胃炎患者要有意识地多吃一些含优良蛋白质和维生素丰富的食品，多食用肉纤维短，柔软的鱼、禽，如鱼、虾、鸡肉、嫩牛肉、瘦猪肉等。胃酸分泌过少或缺乏的患者，应多喝富含氮浸出物的鱼汤、鸡汤、肉汤及蘑菇汤等原汁浓汤，米粥、带酸味的食品、带香味的调味品及适量的糖醋食物，以增强胃液分泌，提高胃酸浓度和食欲。伴有高酸的慢性浅表性胃炎患者则与之相反，应避免食用富含氮浸出物的原汁浓汤，而应用煮过的鱼、虾、鸡肉、瘦肉类等来烹调菜肴，如蒸鱼块、烩鱼片、溜鸡脯丸子、肉沫羹等，以减少对胃的刺激，让胃酸少分泌。高酸的慢性浅表性胃炎患者还要多喝牛奶、豆浆，多吃烤面包或含碱的馒头，新鲜蔬菜和水果等，以中和胃酸。

大枣是一味亦食亦药的滋补良品，含有大量的糖分、蛋白质、有机酸、黏液质、维生素A、B族维生素、维生素C和微量元素钙、磷、铁等。中医认为，大枣有补益脾胃之功，可用来治疗脾胃气虚、食少、泄泻，还能滋养阴血，治疗各种贫血、血小板减少等症。但有胃胀、小儿疳积、肠胃积滞、牙痛的病人，服用大枣后实热证会加重，导致进食更少，不利于康复。

⊙慢性胃炎患者的一日食谱

早餐： 煮鸡蛋1个（鸡蛋50克），蛋糕50克，白粥1小碗（大米50克），酱豆腐少量（酱豆腐20克）。

加餐： 牛奶（鲜牛奶250克）。

午餐： 软烂饭1小碗（大米100克），蒸肉饼1小碗（猪瘦肉50克），细软萝卜（白萝卜200克）。

加餐： 煮果汁1小碗（鲜橘汁200克），烤馒头干（面粉50克）。

晚餐： 肉末碎青菜汤面1碗（肉末50克，菠菜100克，挂面50克），红烧鱼（鲤鱼150克），花卷（面粉50克）。

加餐： 豆浆250克。

消化性溃疡的饮食调养

饮食不当是引起消化性溃疡的重要原因，要预防和治疗消化性溃疡就应该选择正确的食材，掌握正确的方法，烹调出适合患者进食的食物，从饮食上杜绝或改善病情。

⊙ 消化性溃疡患者的饮食宜忌

消化性溃疡患者应选吃那些不促进胃液分泌而热量比较多的食品，主食吃软的米饭、燕麦粥之类，并将这些主食加以适当的变化。零食里，饼干、蛋糕等都可以食用。

芋类品应经过充分加热，使里面的纤维变柔软，这样才有利于消化，可以做成土豆泥酱，然后再制成浓汤食用。

若是身体状态较好的，可以吃生水果，但水果里的纤维和酸会刺激胃，所以做成果汁或蜜饯效果会更好一些。

要想尽早治好溃疡和手术后遗症，就必须大量食用含维生素 A 和维生素 C 的物质，因此将黄绿色的蔬菜煮熟后食用，对患者来说是非常必要的。还可以把煮、炒过的蔬菜掺到土豆泥和浓汤中，如果和黄油一起服用的话，患者也能很好地吸收维生素 A。

有人认为溃疡病人宜饮可乐，其理由是可乐中含有大量的小苏打，其呈碱性，可以对抗胃酸而治疗胃痛。这话听起来有一定的道理，其实不然。因为溶解于可乐中的小苏打可以产生大量的 CO_2 气体，会增高胃内的压力，对于严重的溃疡病人来说，容易造成胃和十二指肠球部前壁穿孔。另外，过度饮用柠檬酸可增加胃酸浓度，抑制胃黏液的分泌，使其失去对胃黏膜的保护作用，不利于溃疡愈合。

长期以来，牛奶都被人们认为是胃和十二指肠溃疡病人的理想饮品，但最近的研究发现，溃疡病人喝牛奶不但无益，反而有害，并会加重病情。这是因为牛奶和啤酒一样，会让胃酸大量分泌。牛奶开始进入胃内时，能稀释胃酸浓度，缓和胃酸对胃、十二指肠溃疡的刺激，可暂时缓解上腹部的不适，但一会儿后，牛奶又成了胃黏膜的刺激因素，让胃产生更多的胃酸，加强了攻击因子，使病情进一步恶化。因此，溃疡病人应忌饮牛奶。

茶成分复杂，含有多种有机、无机成分，对健康人来说，饮茶是一种很好的养生之道，但对溃疡病人来说，饮茶不但无益，反而有害。科学研究表明，茶作用于胃黏膜后，可促使胃酸分泌增加，胃酸分泌过多，不利于十二指肠溃疡的愈合，也抵消了一些抗酸药物的治疗作用。因此，为了加速溃疡面的愈合，溃疡病人应禁止饮茶，尤其是浓茶。

现代医学认为，攻击因子增多和防御因子减少是引起消化性溃疡的两个最重要因素，胃酸是最主要的攻击因子，胃黏膜的屏障作用是最主要的防御因子。一些饮料有增强攻击因子的作用，一些饮料可降低胃黏膜的屏障作用，若饮用不当，则会造成胃黏膜的损伤。咖啡及含咖啡的饮料，可损伤胃黏膜，对溃疡病人不利。若长期饮用浓度过高的咖啡饮料，会对胃黏膜产生严重的刺激，引起胃部疼痛，使溃疡面出血，病情恶化。

糯米和其他粮食一样，其主要成分是淀粉。淀粉是由许多葡萄糖分子经过缩合、失水而形成，糯米淀粉中的葡萄糖分子缩合时，其连接方式与其他粮食淀粉有所不同，因而无论是糯米饭还是糯米制作的其他食品，其黏性均较大，可刺激胃壁细胞及胃幽门部的细胞，使胃酸分泌增加。溃疡病人食用后，往往会使疼痛加重，甚至

诱发胃穿孔、出血，因此溃疡病人不宜吃糯米食品。

溃疡病人吃什么好，目前没有定论。有人认为，溃疡病人吃面食并配以低脂及适量的蛋白质较好，因为面食较软且含碱，可以中和、稀释胃酸；低脂食物可避免胆囊收缩素的分泌，以及由此引起的排空减慢和胃窦部扩张，从而减少了胃酸的分泌，这样攻击因子的作用就会大大减少。应注意，吃含粗糙植物纤维的食物对胃溃疡病人不利，这主要是因为含粗糙植物纤维的食物在胃内停留的时间过长，容易加重胃的负担，并反射性地增加胃酸的分泌，这样就使得胃痛更容易发作，溃疡面也更不容易愈合。

⊙消化性溃疡患者的一日食谱

早餐：稀饭1碗（大米50克），煮鸡蛋1个，肉包子1个（瘦肉20克，面粉40克），黄瓜炒干丝（黄瓜100克，豆腐干20克）。

加餐：水果（桃200克）。

午餐：软大米饭100克，菠菜双丸汤（菠菜80克，鱼丸25克，肉丸25克），红焖鸡丁（鸡脯肉50克），炒黄芽菜100克。

加餐：水果（桃200克）。

晚餐：肉糜盖浇面100克（肉糜25克，面条100克），烧青鱼块（青鱼100克），炒嫩青菜100克。

加餐：牛奶250克，水100克，方糖1块或白糖10克。

胃下垂的饮食调养

　　胃下垂的加重或痊愈，与饮食是否得当有十分密切的关系，因此，饮食调养对胃下垂患者就显得尤为重要。由于胃下垂患者消化功能减弱，过多的食物入胃，必然会滞留于胃而引起消化不良。

⊙胃下垂患者的饮食宜忌

　　胃下垂产生的原因，主要是悬吊、固定位置的肌肉和韧带松弛无力及腹部压力下降，使整个胃的位置降低、胃蠕动减弱。胃下垂可以分为先天性和后天性两种。先天性胃下垂一般发生在一种特殊体质的人身上，这种人提醒比较瘦弱，胸廓狭长，骨骼细弱，皮肤苍白，皮下脂肪缺乏，肌肉发育不良等。这种以女性多见，患者多数伴有神经衰弱的症状。后天性的胃下垂多数是由腹壁的紧张度发生变化所致。

　　轻度下垂着一般没有不适感觉；下垂明显者常常会觉得腹部不适，有饱胀重坠

感，在餐后、站立或劳累后症状加重，伴有食欲不振、恶心、消化不良；胃下垂严重者可同时伴有肝、肾、结肠等内脏下垂的现象。

　　胃下垂患者应该少食多餐，由于胃下垂患者消化功能减弱，过多的食物入胃，必然会滞留于胃面引起消化不良。所以，饮食调理的第一要求便是每次用餐量宜少，但次数可以增加，每日 4～6 餐为合适。进餐的类别中主餐宜少，蔬菜宜多，经济条件较好者可每日喝一杯牛奶，蒸一碗蛋花，吃几块饼干作为正餐的补充。

　　胃下垂患者在吃饭时最好细嚼慢咽，这是因为胃下垂患者的胃壁张力减低，蠕动缓慢，狼吞虎咽地吃下去的食物就会填在胃中。另外，口腔对食物的咀嚼过程还会反射性刺激胃的蠕动，增强胃壁张力。所以，用餐速度要相对缓慢些，细嚼慢咽以利于消化吸收及增强胃蠕动和促进排空速度，缓解腹胀不适。

　　饮食时应该选择细软类食物，如果

食物干硬或质地偏硬，比如牛排、炸丸子、花生、蚕豆等，进入胃内不但不易消化，更严重的是还可能损伤胃黏膜而促进胃炎发生率增高。因此，平时所吃的食物应细软、清淡、易消化。主食应以软饭为佳，如面条要煮透煮软，少吃又厚又硬的夹生面条；副食要剁碎炒熟，少吃生冷蔬菜。但应注意的是，鱼肉不可过熟，因为鱼肉在半生不熟时最嫩和易消化，对胃的负担最小。

胃下垂患者饮食一定要注意营养均衡，患者要注意在少量多餐的基础上力求使膳食营养均衡，糖、脂肪、蛋白质三大营养物质比例适宜，其中脂肪比例偏低些。

要尽量减少刺激的食物，刺激性强的食物对肠胃不好。一般少量饮些果酒和淡茶是有益的，有利于减缓胃下垂的发生与发展。

注意防止便秘，胃下垂患者的胃肠蠕动往往都比较缓慢，若饮食不当或饮水不足则容易发生便秘，而便秘又会加重胃下垂程度，所以，患者应特别注意防止便秘。日常饮食中多调配些水果蔬菜，防止便秘发生。如清晨喝杯淡盐水或睡前喝杯蜂蜜麻油水，以缓解和消除便秘。

胃下垂患者宜多进高营养食品。高能量、高蛋白、高脂肪食品可适当多于蔬菜水果，以求增加腹部脂肪积累而上托胃体。

最后还要注意动静相宜，胃下垂患者除了饮食方面一定要多加注意外，也要在运动方面多下工夫。胃下垂患者积极参加体育锻炼，有助于防止胃下垂继续发展，还可因体力和肌力增强而增强胃张力，胃蠕动，改善症状。但要注意的是餐后不宜立即运动，应保证餐后有30~60分钟的休息，因为餐后立即运动会因食物的重力关系而使胃下垂程度加重。

⊙ 胃下垂患者的一日食谱

早餐： 麦片粥（麦片50克），馒头（面粉50克），煮鸡蛋1个，拌萝卜丝（萝卜80克）。

加餐： 牛奶（鲜牛奶250克）。

午餐： 大米饭（大米150克），牛肉丝炒葱头（牛肉丝50克，葱头100克），红烧鱼（鲤鱼75克），炒油菜150克。

加餐： 水果200克。

便秘的饮食调养

　　饮食量和便秘有很大关系，一旦便秘，进食就难以进行，即使有些便秘并不是因为消化吸收能力下降造成的，便秘时想维持平常的饮食量也还是有困难的。还有，为了使便秘减轻，让身体充分吸收水分也是很重要的。

⊙便秘患者的饮食宜忌

　　便秘患者应当多吃蔬菜、水果、玉米、大豆等食物，增加膳食纤维的摄入量，养成及时排便的习惯，加强锻炼。

　　便秘患者在吃早餐前，喝点冷开水、牛奶、汽水之类，对便秘是很好的。在吃饭前，要尽可能地喝点汤，这是饮食的好方法。

　　维生素 B_1 具有解除便秘的效果，因此要多食用富含维生素 B_1 的小麦和小麦胚芽做成的食品。

　　脂肪能改善肠管，要多食用，但每次只能吃少量。可多食用做蔬菜色拉时用的蛋黄酱（内含柠檬、蛋黄、橄榄油）、多纤维的蔬菜。

　　鱼类、肉类和便秘没有直接的关系，但是为了不破坏营养平衡，也要充分食用。煮豆和豆腐渣中因富含纤维，食用后对便秘也有好处。

　　蔬菜、芋类中富含纤维，能提供维生素和矿物质，是便秘理想的食品。为使消化吸收更有效，应多食含纤维素的食品，但这类食物必须经过煮、蒸才能食用。完全熟透的水果与海藻、洋粉（又叫洋菜粉，是一种凝固剂，从海藻等植物中萃取而成）。并列使用，可以刺激肠，促进大便的排泄，也应多食。用水果加洋粉制成的点心，对防止便秘也有很好的效果。

　　冷却的牛奶有促进大便排泄的功能，最好是刚起床便来一杯。酸奶含有乳酸菌，能使食品发酵，调整肠内细菌的平衡，促进维生素 B_1 的吸收，手术后产生便秘的人可以多喝酸奶。如果在牛奶中添加适量的酸奶酪，并加少量带香气的酒，也可当做饮料饮用。牛奶和酸奶酪富含钙质，临睡前喝一些能酣然入睡。

便秘的饮食营养治疗应根据便秘的不同类型，给予适当的饮食。养成定时排便的习惯，避免经常服用泻药和灌肠，适当增加体力活动。

对于痉挛性便秘患者而言，要采取无粗纤维低渣饮食：先食低渣半流质饮食，禁食蔬菜及水果，后改为低渣软食，要适当增加脂肪润肠，脂肪酸促进肠蠕动，有利于排便，但不宜过多，应注意多饮水及饮料，保持肠道粪便中水分，以利于通便，如早晨饮蜂蜜水等；可以选择进食洋粉制品，洋粉在肠道吸收水分，使粪便软滑，有利排泄；对于辛辣刺激性食物一定要禁止食用，禁止食用酒、浓茶、咖啡、辣椒、咖喱等刺激性食品。

对于无力性便秘患者而言，主要采取含粗纤维饮食，多供给含粗纤维食物，如粗粮、带皮水果、新鲜蔬菜等，刺激肠道，促进胃肠蠕动，增强排便能力。要注意及时供给 B 族维生素，这是因为多食用富含 B 族维生素的食物，可促进消化液分泌，维持和促进肠道蠕动，有利于排便。

⊙便秘患者的一日食谱

无力性便秘

早餐： 小米粥 1 大碗（小米 50 克），窝窝头 2 个半（黄玉米粉 100 克，黄豆粉 25 克，红糖 5 克），卤鸡蛋 1 个，芹菜炒香干（香干 50 克，芹菜 150 克，花生油 25 克，食盐 3 克）。

午餐： 米饭 1 大碗（籼米 150 克），肉丝炒蒜苗（瘦猪肉 90 克，蒜苗 210 克，花生油 15 毫升，盐 2 克），小白菜虾皮汤（小白菜 75 克，干虾皮 5 克，花生油 5 毫升，食盐 0.5 克）。

晚餐： 家常烙饼（标准粉 150 克），黄瓜肉丝汤（黄瓜 50 克，瘦猪肉 10 克，花生油 3 毫升，食盐 0.5 克），醋烹绿豆芽（醋适量，绿豆芽 100 克，花生油 5 毫升，食盐 1 克）。

痉挛性便秘

早餐： 大米粥 1 大碗（粳米 50 克），烤干馒头片 4 片（面粉 50 克），蒸蛋羹 1 碗（白皮鸡蛋 1 个，食盐 1 克），酱豆腐 10 克。

午餐： 猪肉嫩小白菜馅馄饨（猪肉 75 克，嫩小白菜 50 克，花生油 5 毫升，面粉 100 克，酱油 10 毫升）2 碗。

加餐： 冲藕粉 1 碗（藕粉 30 克，白糖 10 克，开水冲至 250 毫升）。

晚餐： 鸡胸脯肉末、去皮和子西红柿煮细挂面（鸡胸脯肉 75 克，西红柿 75 克，细挂面 100 克，花生油 10 毫升，食盐 2 克）2 碗。

加餐： 甜牛奶（鲜牛奶 250 毫升，白糖 15 克）1 碗，烤干馒头片 2 片（面粉 25 克）。

腹泻的饮食调养

对于腹泻患者来说，应该多进食一些营养价值高的食品来补充体力，但吃的食品最好是不会刺激肠胃的。为了不给肠带来刺激，含纤维多的蔬菜以及易在肠内发酵的大豆和栗子应尽量避免给腹泻患者食用。

⊙腹泻患者的饮食宜忌

对于腹泻患者，食用营养价值高而易于消化的食品是最能补充营养增加体力的。一旦腹泻，患者是不能吃鱼和肉的，且需要把食品加工成柔软食物后才可食用。

过热或过冷的饮料及水分多的水果、蔬菜也能增加肠的运动量，容易导致再次腹泻，所以这些食物也要尽量避免食用。下面提供一些适合腹泻患者的食品配方及食用方法：

粮食类：如果不是激烈的腹泻，可以不吃粥而选用柔软的米饭，米饭经过细细咀嚼后反而容易消化和吸收。在面包类中应选烤面包，面条经过煮熟后，也是可以食用的。

芋类：可以食用经过煮烤后的土豆和甘薯。

水果：把蜜饯果品煮熟便可食用，若是完全成熟了的水果，除去其种子和皮，取少量食用。

鱼、肉、蛋类：鱼的白肉、瘦肉是含脂肪较少的，也是可以食用的；肉类可取鸡肉以及除去少许脂肪的猪肉；蛋类，可选用半熟性的蛋，以及煎鸡蛋、布丁之类的。

豆类：选用豆腐最合适，也可食用调味汁和豆腐汤。

蔬菜类：可以将蔬菜加工柔软些，让患者食用。

⊙腹泻患者的一日食谱

早餐：大米粥 1 碗（粳米 50 克），馒头 1 个（面粉 50 克），腐乳 10 克，鸡蛋 1 个（鸡蛋 50 克）。

加餐：大米粥 1 碗，煮鸡蛋 1 个。

午餐：白菜肉糜馄饨（白菜 150 克，肉糜 75 克，面粉馄饨皮 200 克）。

加餐：冲藕粉 1 碗。

晚餐：大米饭 1 碗（粳米 150 克），清炒虾仁（虾仁 100 克，豆油 5 毫升，盐适量），红烧茄子（茄子 150 克，豆油 5 毫升，酱油适量，盐适量），西红柿蛋汤（西红柿 75 克，鸡蛋 20 克，麻油 2 毫升，盐适量）。

胃癌的饮食调养

　　胃癌患者总的饮食原则是食用易消化且含蛋白质、脂肪较丰富的食物，烹调较烂的食物，尽量减少食物中粗纤维的含量。必须注意，不易消化的粗糙食物会加重病人的病情，合理的进餐完全可以预防胃癌并发症的发生。

⊙胃癌病人的饮食宜忌

　　胃癌病人要注意少食多餐。胃大部切除的病人宜少食多餐，每天进餐 6～7 次，定时定量进餐可以使胃不空，也可以逐步适应残胃的消化功能。少食多餐应是胃切除后病人的重要饮食原则。

　　干稀分食：为使食物在胃内停留的时间延长，胃癌患者进餐时可只吃较干的食物，不喝水，进餐 30 分钟以后再喝水，可避免食物被快速冲入小肠，并促进食物的进一步吸收。

　　限制碳水化合物的摄入，预防倾倒综合征。

　　逐步增加食量和食物的种类：病人应从术后的流食、半流食逐步转为软食或普通膳食，并根据病人的饮食习惯增加食物的花样，提高病人的食欲，这有助于病人康复。

　　胃癌病人的饮食，应根据病情的轻重，结合病人的性别、年龄、体质、嗜好等综合辨证，按照寒者热之、热者寒之、虚者补之、实者泻之的基本治疗原则，全面考虑食物的调配。

　　胃癌病人大多表现为身体虚弱，需要补气血，但要区分是阴虚还是阳虚。阴虚者宜清补（补阴），阳虚者宜温补（补

阳）。清补食品有淮山、龙眼肉、莲子、木耳、香菇、百合、冰糖、藕、豆腐、蜂蜜、绿豆、鸭、鳖、蚌肉、牛乳、薏苡仁、红枣、糯米、青蛙等。温补食品有牛肉、羊肉、鸡肉、狗肉、鳝鱼、海参、猪肝、鹅肉、鲤鱼、鲢鱼、草鱼、黄鱼、荔枝、胡桃、栗子、胡萝卜、红糖等。

　　饮食抗癌为中医辨证施食的特点之一，已证实有明确抗胃癌作用的食物有黄

芪、大蒜等；有一定抗胃癌作用的有香蕈、香菇、灵芝、薏苡仁、木耳、人参、蜂蜜、蜂王浆、淮山、海参、蟾蜍、紫草等。蔬菜、水果和豆类含有丰富的维生素 A、维生素 C 和微量元素硒、铜等，也具有一定的抗胃癌作用。

胃癌患者进食时应心情舒畅，以免腻滞难化、壅中困脾。

饮食最好能和四时相吻合。春夏阳气升发之时，不要过多食用油腻食物，以免困脾，也要少食生冷的食物，以免迂阻脾胃阳气；夏季湿热，可食用绿豆汤、荷叶粥等；秋冬阳气收，则需食用温软食物，宜多吃温补食物。

⊙ 适宜胃癌病人吃的食物

胃癌病人宜多吃能增强免疫力、具抗胃癌作用的食物，如山药、扁豆、薏米、菱、金针菜、香菇、蘑菇、葵花子、猕猴桃、无花果、苹果、沙丁鱼、蜂蜜、鸽蛋、牛奶、猪肝、猴头菌、鲍鱼、针鱼、海参、

牡蛎、乌贼、鲨鱼、老虎鱼、黄鱼鳔、海马、甲鱼。

宜多吃高营养食物，以防止病情恶化，如乌骨鸡、鸽子、鹌鹑、牛肉、猪肉、兔肉、蛋、鸭、豆豉、豆腐、鲢鱼、鲩鱼、刀鱼、塘虱鱼、青鱼、黄鱼、乌贼、鲫鱼、鳗、鲮鱼、鲳鱼、泥鳅、虾、淡菜、猪肝、鲟鱼。

恶心、呕吐时宜吃莼菜、柚子、橘子、枇杷、粟米、核桃、玫瑰、杨桃、无花果、姜、藕、梨、冬菜、芒果、乌梅、莲子。

便血时宜吃淡菜、龟、鲨、鱼翅、马兰头、金针菜、猴头菌、蜂蜜、荠菜、香蕉、橄榄、乌梅、木耳、羊血、蚕豆衣、芝麻、柿饼、豆腐渣、螺。

腹泻时宜吃鲨鱼、扁豆、梨、杨梅、芋艿、栗子、石榴、莲子、芡实、青鱼、白槿花。

腹痛时宜吃金橘、卷心菜、比目鱼、鲨鱼、蛤蟆鱼、海参、乌贼、黄芽菜、芋头花。

要防治化疗的副作用，可多吃猕猴桃、芦笋、桂圆、核桃、鲫鱼、虾、蟹、山羊血、鹅血、海蜇、鲩鱼、塘虱、香菇、黑木耳、鹌鹑、薏米、泥螺、绿豆、金针菜、苹果、丝瓜、核桃、龟、甲鱼、乌梅、杏饼、无花果。

肠道疾病的饮食调养

肠胃患者一定要保证足够的营养素，并能保证食物的酸碱度，供给适量的脂肪。还要选择新鲜的蔬菜和水果，摄取适量的维生素A和维生素C等，这样才能够有效保护肠胃。

肠道疾病通常都是因为个人生活、饮食不注意所引起的，但也有一部分人是先天性的肠道疾病。肠胃患者一定要保证足够的营养素，并能保证食物的酸碱度，供给适量的脂肪。还要选择新鲜的蔬菜和水果，摄取适量的维生素 A 和维生素 C 等。

患有肠道疾病的人在饮食时应该注意要摄取足够的热量，很多人认为腹泻病人应少食，那是错误的。因为腹泻时，消耗明显增加，所以要求总能量的供应也要随之增加，为了减轻胃肠负担，可选用流质或半流质。

进食合理蛋白质，肠道疾病患者的肠道内，细菌腐败作用强，应当适当限制蛋白质摄入量，因为蛋白质能增加腐败作用，但酸牛奶可以食用，应尽量选用优质蛋白质，如鱼、蛋、奶、瘦肉等，同时供应丰富的蔬菜，病情好转时适当增加蛋白质供应量。

注意补充充足碳水化合物，碳水化合物供应量应占总能量的 60% ～ 65%，可给予细面条、大米粥等易消化的食物，而且炖的时间尽量长一点，使之便于消化吸收。

一定要限制脂肪的摄入量，禁用油炸、煎的食物及肥肉、猪肉等含脂肪多的点心，适当增加豆类、豆制品及新鲜蔬菜。

采用低膳食纤维，忌用含粗纤维多的水果和蔬菜，可用少量生苹果泥，因苹果中的果胶有止泻的作用。

坚持喝大量丰富的水、维生素和矿物质，应注意水分的充分补充，可给予米汤、果汁等，可将蔬菜、水果等做成菜汤食用。急性肠炎患者由于消化吸收功能障碍，故在烹调是应尽量采用蒸、煮、烩、炖等方法，使食物便于消化吸收。另外，为减轻胃肠道负担，应少食多餐，每天进餐5 ～ 6 次。

⊙吸收不良综合征的饮食宜忌

治疗吸收不良综合征，患者必须要少量多餐，保证每天 6 餐以上，选择细软易消化的食物，避免油煎、油炸、爆炒等，以减少脂肪供给量。应注意食物的色、香、味、形，想方设法提高病人食欲。既保证营养足够，又不致加重肠道负担。此外，水分的供给要充足。

每天要供给充足的热能和蛋白质。由于长期慢性病程，机体消耗大，应供给充足的热能，以防止体重继续下降。补充足够的维生素。除食物补充外，必要时补给维生素制剂。早期可静脉补充。饮食中添加新鲜果汁、无油肉汤、蘑菇汤等。缺铁性贫血者可进食含铁丰富的食物，如动物肝脏等。严重腹泻时要保证电解质的平衡。对食欲不振的病人可用代替性治疗，可采用口服的形式。例如服用要素膳，保证患者的机体达到正氨平衡；服用中链甘油三酯，提供热量供应。饮食中还应为患者多配些含钙、镁、铁和脂溶性维生素含量较高的食物。

⊙ 麸胶敏感性肠炎的饮食宜忌

麸胶敏感性肠炎患者只能食用无麸质饮食。须严格禁食一切含有麦类的食品，麦制品也应严格杜绝，如馒头、面条、麦片、蛋糕、饼干、烤麸、面筋、面片、通心粉、曲奇饼及各类面粉制品，以及含有面粉增稠剂的各类制品等都应严格避免食用。各类粗纤维蔬菜以及西餐浓肉汤中的奶汁鸡、鱼、肉等也应禁止食用。

患者在无麸质治疗饮食开始后，对一切食物都均应慎重选择，在烹调方式上，尽量多用煮、炖、熬、蒸等，采用少渣膳食，以避免膳食纤维对肠黏膜的刺激。还应采用纤维素少的果汁和菜汁。由于患者长期存在的慢性消耗，以及从腹泻中丢失了大量蛋白质，故应多补充能量，食用少量的优质蛋白，这可帮助他们保持蛋白平衡，防止体重的下降。但要限制脂肪摄入量，使其占总热量的比例不应超过15%，在腹泻时，每日不要超过30克。对于不能或不愿摄取自然膳食的患者，可选择各种类型的肠道营养制剂。

⊙ 炎性肠炎的饮食宜忌

如果患有炎性肠病，就要积极采用营养治疗以缓解病情。用多种营养搭配的方式以满足患者的身体需要。补充液体，以维持电解质和酸碱平衡。应少量多餐，每日5~6顿。采取少渣饮食，给患者提供30卡/千克的热量。将患者的脂肪摄入量控制在每日30克以下。给患者提供充足的氨、维生素和叶酸等。避免应用任何刺激性食物和调味品（如辣椒、胡椒、芥末）。多食用精制米面、瘦肉、鱼类、鸡蛋、蔬菜泥等，慎用牛奶等。禁用粗粮、干豆类、肥肉、动物油、蔬菜和水果、各类油炸食品。在饮食的过程中避免食用玉米、小麦、鸡蛋、土豆、茶、咖啡、苹果、蘑菇、燕麦、巧克力、奶制品、酵母等。

第 8 章

保养肠胃的3大居家疗法

肠胃病患者除了进行饮食控制外，同时还要辅以正确的心理调节，保持积极乐观的态度，养成良好的生活习惯，多做运动，以饮食控制为主，心理调节、生活保养及运动保养为辅，多管齐下才能够达到更好的效果。

肠胃病的日常调养

如果能保证良好的睡眠，大脑和身体就能够得到充分的休息，身体的各项机能就可以发挥最大功能，肠胃的消化功能也会增强，这样就十分有益于肠胃的健康。

⊙良好的生活习惯有益肠胃

如果长期得不到良好的睡眠，大脑就会长期处在一种紧张和刺激的状态下，肠胃的蠕动和胃液的分泌就会失调，身体出现各种各样的症状，对肠胃的健康有百害而无一利。

我们在日常生活中要养成良好的睡眠习惯，就必须保证每天都有一个充足的睡眠，还有科学的睡眠姿势。首先要有一个规律的起居习惯，每天睡眠时间固定，早睡早起；其次要有一个良好的睡眠环境；最后，睡前不要考虑太多的问题，也不要从事剧烈活动，更不要饮酒、吸烟和喝咖啡。睡眠时，最好采用右侧卧的姿势，这样不仅不会压迫到胃，妨碍胃的正常活动，还可以有助于肠胃消化功能的发挥。而采用俯卧式睡眠，对胸部和腹部造成压迫，非常不利于食物消化和呼吸的畅通。

过度疲劳容易引发身体的各种疾病，其中也包含肠胃疾病。

我们的身体长时间处于工作和劳累的状态，疾病就会悄然降临，身体过度劳累必然导致身体的各个机能的运行减速，肠胃的分泌和消化功能也会受到影响，长时间下去会引发肠胃疾病。

我们的精神长时间得不到休息，长时间的思考，也会造成精神紧张，引起内分泌失调，肠胃的分泌和消化功能也会受牵连，致使肠胃功能紊乱。

所以，我们在日常生活中要劳逸结合。特别是对于肠胃病患者来说，从事长时间的学习或者是运动后，应该闭目养神，休息一会儿，缓解脑力劳动或及体力劳动的压力，让自己的身心都得到彻底放松。

普通职业者在日常生活中保持愉快的心情，有健康规律的饮食，肠胃疾病的发病率就会很低，但有些特殊职业人群，他们有可能经长期处于紧张的精神状态，如果饮食不规律性的话，患有肠胃疾病的概率会很大，所以这些人群的肠胃保健尤为重要。

像这类特殊职业人群，要是想避免肠胃疾病，首先要在精神状态方面放松，注意劳逸结合。还应该养成良好的生活习惯，保持良好的心情，按时定量地进餐，降低肠胃疾病的发生率。

⊙顺应四时变化益肠胃

衣服的作用不仅仅是对身体表层而言有，更重要的是保护体内的各种器官。当气温有所变化的时候，我们就要特别注意增减衣服，以免因为着衣不当而造成对身体的伤害。

腹部就是一个特别需要保护的部位。因为它是一个特别脆弱的地方，稍不注意就会着凉，导致拉肚子、肚子痛等情况，长时间的话就可能引发肠胃疾病，例如胃溃疡、十二指肠溃疡等。对人来说，特别是女性来说增减衣服时，都要注意对腹部的保温性。我们在平时也可以看到一些家长为了保护孩子的肠胃，会为他们穿上一个小肚兜。

在现代化发达的今天，有了空调和暖气，室内温度不再随着四季的变化而变化，基本上在室内都察觉不到气候的变化。正因为这样，我们才更需要注意增减衣服，顺应四时变化。在夏天，如果开有空调的话，也最好穿上一些衣服以保护腹部；在冬季，在有暖气的房间里面，要脱下外套，以免出去之后由于温差太大而感冒。

在四季交替时，更要注意衣物的增减，有一种说法，叫"春捂秋冻"，也就是说，我们在冬天刚过去春天即将到来时，不要急于换上春天的衣服，冬天的衣服还要多穿一段时间；而在夏季刚过去秋季即将到来时，不要急于换上秋天的衣服，夏天的衣服还可以穿一段时间，这样可以增强身体的抵抗能力。

肠胃病的民间疗法

实践证明，治疗胃病的关键在于标本兼治。要去除致病源，激发肠胃活力，恢复功能，就必须正确诊断，从全面调理人体五脏功能入手，走出误区，采取一种合理对症、整体用药的方法。

⊙治疗肠胃病的草药

中草药具有取材天然、作用平稳、毒副作用小等西药无法比拟的独特优点，治疗胃病有不少疗效很好的草药，各种胃病患者可根据症状对症用药。

车前草与酢浆草

广泛被用来治疗肠胃衰弱症，温和不刺激，且疗效快速的代表性草药是车前草和酢浆草。属于酢浆草科高山植物的酢浆草，生长在阳光普照的高山、丘陵、堤坝等地方，形如猫足，易于繁殖。该植物具有止泻的功效，经研究发现，其成分包括抗坏血酸、丙酮酸、乙醛酸等。酢浆草对慢性肠胃病、腹痛、腹泻、便秘、赤痢等具有很好的疗效。据了解，它能抑制肠的不正常蠕动，并有很强的杀菌作用，可杀尽赤痢菌、大肠菌、伤寒菌等细菌。在6～9月阳光普照的时候连根拔起，清洗干净，暴晒2～3日，略切后盛入纸袋中保存即可。如果有腹泻或中毒情况，每日取20～40克，加2～3杯水煎至剩一半量，然后分2～5次趁热服用。但不可视为健康饮料随时饮用，没有腹泻时切勿服用，经常饮用会导致便秘。胃溃疡、十二指肠溃疡时，将晒干的酢浆草取10～30克与等量的决明子种子混合，用3杯水煎至剩一半量，一日3次趁热服用，如能持续服用3个月或半年，即可见成效。

要预防动脉硬化可用少量的酢浆草茎叶冲泡热开水代茶饮用，这样可以强化毛细血管的韧性，是适合经常饮用的饮料。车前草繁殖力强，生长于阳光普照的路边、空地、田地。从夏季到秋季都能采到车前草，摘下花穗晒干后取下种子，用筛子除去泥土，装入纸袋中保存。夏季时可拔取整棵车前草，清水洗净，切成大段，曝晒2～3天，盛入纸袋中保存即可。

每回取3～10克的车前草，用一杯水煎至剩一半量，分三次于饭后饮用，可治疗习惯性便秘。

此外，有咳嗽或气喘时，可以10～15克车前草加一杯水煎至剩一半量，分三次于饭后饮用，即可减轻症状。肾脏病患者同样可用一日 10～15 克的车前草煎汤于饭后服用，效果也很好。

蒲公英

蒲公英生长在有阳光的地方。初春时摘取嫩叶，烫熟后食用，是很常见的蔬菜。自古便有用蒲公英治疗肠胃病、胃溃疡、便秘的草药记录，殊不知，它还有促进胆汁分泌、健胃、保护十二指肠的功效。

春天时摘取地上部分（秋到冬季则连根掘起），用水洗净，暴晒 3～5 日（切掉根），粗切后盛入纸袋保存。

食欲欠佳时，取其任何部位以一日 5 克加一杯水煎至剩一半量，分三次于饭后热饮。

山马豆根

山马豆根为豆科植物云南野豇豆的根，是多年生草本植物。根直且肥大，分枝少，表面棕黄色，茎长，纤细，表面有棕色长毛。生在山坡、路旁、草丛中，分布云南。秋季采挖，洗净，切片，晒干保存。

山马豆根不仅可以清热解毒、消肿止痛、利咽，还可以治风火牙痛、喉痛、肺结核、腹胀、胃痛、便秘、疮毒，小儿麻疹后余毒不尽，跌打关节疼痛等疾病。当腹胀、胃痛、便秘时可用 30～50 克煎汤饮用。

黄连

中药中最常被使用的黄连，是毛茛科常绿多年生草本植物，生长于树林下的湿地。根粗且长，且有许多的细长须根，颜色是鲜黄色，当药用的是其根部。黄连的根部因含有植物碱基，所以带极苦的味道，这种植物碱基具有很好的健胃作用，同时也能促进唾液、胃液、胰液、胆汁等的分泌，可以强化胃弱者的肠胃功能。治疗腹泻、食物中毒、急性肠黏膜炎，可取 1～2 克地下茎，用一杯水煎至剩一半量，一日分 3 次于饭后服用。若为慢性胃炎、消化不良，则取 0.3～0.5 克，以相同的方法煎熬服用。

炎炎夏日食欲不振或吃得过多打嗝时，于饭后服用 0.3～0.5 克即可见效。口腔炎、牙痛时，以 2～3 克用一杯水煎至一半量，冷却后一日分数次服用即可见效。

⊙治疗肠胃病的药酒

药茶疗法是指应用某些具有药性的食品，经加工制成茶剂或汤、浆、汁、水等具有疗效的饮料，用于防治疾病的一种方法。药酒疗法是将药物与酒一起加工制成含药的酒剂，通过内服或外用以防治有关疾病的一种治疗方法。

（1）增进食欲、帮助消化的药酒

增进食欲的五谷酒

五谷酒是由熟稔的糙米、豆、玉蜀黍、小米、薏仁等谷类作物混杂制成的药酒，也可把玉蜀黍、薏仁、稗子、黄米、小红豆、粟子等制成品质颇佳的药酒。用这些

材料泡酒时，这些材料中的精髓会被酒精吸收，所以五谷酒是极佳的饮用品。制作方法：将各谷类以水洗净，利用晴天，以半天的时间将其晒干。每500～800克加入1.8升原酒（含35%酒精的白酒）浸3星期，出味后便可饮用。

饮用方法：每次以小酒杯喝1～2杯即可，喜欢甜味者可掺入蜂蜜或红糖。

健胃整肠、增进食欲的芦荟酒

芦荟酒的材料是芦荟的生叶500克，柠檬5个，蜂蜜1杯，原酒1.8升。

制作方法：芦荟叶两片，切成2厘米的大小，柠檬去皮切成圆片，将所有原料放入酒中。芦荟于2星期后拿出，柠檬于2个月后拿出。

饮用方法：加入青梅酒可变成鸡尾酒，味道更香醇。用酒杯倒适量，可饮两三杯。除饮用外，还可当做外伤药涂抹在刀伤、烫伤的患部，效果也很好。

利于排便的无花果酒

无花果酒的材料有尚未完全成熟的无花果果实5～6个，如果形小则取7～8个，原酒1.8升。

制作方法：彻底洗净无花果，去除水分后开始浸渍。果实因长久浸泡会产生黏液，所以5天或1星期后便可拿出。

饮用方法：饭前饮用一小杯，就寝前饮用两小杯，有助于次日早晨顺利排便。

助消化、利尿的枇杷酒

枇杷酒的材料有成熟的枇杷1千克，柠檬5个，原酒1.8升，精制白糖200克。

制作方法：将整个枇杷彻底洗净，柠檬去皮切成圆片，将所有材料泡入酒中。3个月就可饮用，若放置一年风味更佳。

饮用方法：小玻璃杯每次1～2杯即可。枇杷果实含有多量淀粉酶，具有帮助消化及利尿作用。

防止腹泻、助消化的青梅酒

选用果肉厚、颗粒大的青梅1千克，冰糖800～1000克，原酒1.8升。

制作方法：用水洗净青梅，软布拭去水分。将青梅和冰糖一同放入广口瓶内摇匀，然后倒入原酒。置于阴凉的地方，约3个月至1年后即可饮用。

饮用方法：就寝前喝1小杯，用餐时可加水饮用或调制成鸡尾酒饮用。

（2）健脾开胃、强身健体的药酒

强身、促进食欲的蝮蛇酒

将捕捉回来的蝮蛇，活生生地浸泡于白酒中。若无法捕捉到活的蝮蛇，可到蛇店购买干燥的蝮蛇。

制作方法：浸泡约3个星期，蛇因浸泡而将所含成分溶于酒中后，即可饮用。

饮用方法：疲劳或食欲不振时饮用1杯，效果很不错。

消除疲劳、增进食欲的泥鳅酒

泥鳅不可长时间浸泡于酒中，不妨改用沙锅烧酒的方式食用。

制作方法：小泥鳅五六尾使其吐尽泥沙后，装入大碗中，自上浇入烧热的酒。

食用方法：泥鳅所含的蛋白质已溶入酒中，喝酒的效果宛如吃活的泥鳅。

肠胃病的心理调养术

肠胃病患者由于长期受到疾病的折磨和困扰，带来了生理和精神方面的双重创伤，就特别容易出现一些负面心理，不利于他们的治疗和生活，更不利于身体康复。要注意调养自己的情绪，才有益于身体尽早恢复健康。

⊙肠胃病患者的负面心理

患上肠胃疾病，第一反应便是恐惧，因为自己的日常生活被疾病打乱，原来可以吃的东西现在要禁食。人们往往对自己的病情做最坏的打算，由于这种恐惧，他们每天生活在不安和苦闷之中。医生和家人要设法对他们进行劝解，减轻他们的恐惧感。患者自己也要买一些关于自己疾病的书阅读，增加对自身病情的了解，积极配合医生做治疗。

肠胃病患者也容易出现多疑心理，这是由过度恐惧造成的。患者不断在意识中

恶化自己的病情，别人无意的话，都会引起他们胡思乱想，而周围的一切人的举动患者都会认为对自己不利。这个时候，患者就应该树立战胜疾病的信心，坚信自己可以战胜病魔，可以恢复健康。

肠胃病患者还会经常出现的另一种负面心理就是过度自尊，这是由于患者的自卑心理造成的。他们自己身体不如正常人那样健康，特别希望得到别人的尊重和重视，别人如果忽视他们，他们就会自尊心大受打击，从而产生仇视心理。

肠胃病患者的情绪会呈现明显的不稳定性、没有耐心、特别容易激动和冲动。患者经常因为自己的疾病怨天尤人，不光认为自己患上这种疾病是老天对自己的不公平，还会对家属和医生乱发脾气，当这些不良情绪出现时，患者要学会自我控制，医生和家属也要尽量宽容和忍耐。

知道胃炎是身心疾病的人并不多，精神长期高度紧张、持续压力状态或强烈的刺激都可能会诱发该病。人们往往只重视

对胃炎进行药物治疗，而忽略了心理治疗和心理调节，以致病情迁延不愈。

现代医学研究表明，慢性胃炎既是一种生理疾病，也是一种心理疾病。此类慢性病，特别是由此引发的消化道出血（首次发作）的患者，往往对出血有恐惧感。因此，在接诊病人后，消除恐惧心理、安定其情绪的心理治疗也应立即进行。

此外，很多患者知道该病容易复发，故对战胜疾病的信心不足。对此，必须实事求是地为患者分析病情，使病人明白，浅表性胃炎并非治不好，关键在于能否正确对待。对部分精神忧郁、焦躁状态明显的患者，则需要帮助病人把心中的苦闷、悲痛和压抑的情感发泄出来，以减轻心理负担，增进心理平衡。

⊙肠胃病患者的乐观调养

人们长期处于精神紧张或情绪低落的状态，会影响胃液的分泌，导致胃部肌肉痉挛，已经患有肠胃疾病的患者病情就会加重。反之，如果人们保持一种乐观情绪的话，对肠胃的影响就是截然相反的。而肠胃疾病患者要想保持一个健康的心理状态，最重要的是靠自己的调节。只有自己从内心里面做到积极、乐观，这才是真正的健康心理。

患者要尽量避免生气。感到气愤可以找知心朋友倾诉或把注意力集中到工作和学习中去，还可以反省自己的错误，这样怒气自然就会消失大半。在工作和学习之余，患者要多运动、听音乐、看电影、读书等。

长期这样保持乐观的情绪就能使人心情愉快，自然胃口很好，食欲增强。做一个健康、快乐、乐观的人，这样我们才会有健康的肠胃、健康的人生。

全家人在一起进餐时，要彻底地得到身心放松，不要讨论一些家庭琐事、工作和学习中的困难影响进餐的心情。俗话说"笑一笑，十年少"，保持心情愉快、情绪乐观对身体健康有很大益处，尤其是对肠胃更有很重要的保护作用，所以说乐观情绪是肠胃的"小护士"，一定要做一个快乐的进餐者。